AF208438

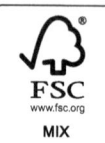

FSC
www.fsc.org

MIX

Papier aus ver-
antwortungsvollen
Quellen

Paper from
responsible sources

FSC® C105338

Chris Hohlstamm von Dehnen zu Wendhausen

Das Heilgeheimnis von
Magnesium

Krankheit ist kein Zufall

Gesundheit aber auch nicht

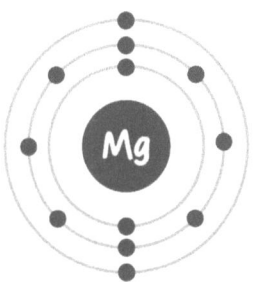

Impressum

© 2025 Chris Hohlstamm von Dehnen zu Wendhausen

Rechtliches und Copyright:

Dieses Werk ist urheberrechtlich geschützt. Jede Zuwiderhandlung wird straf- und auch zivilrechtlich verfolgt. Außer zum Eigengebrauch ist ohne ausdrückliche schriftliche Genehmigung des Autors jegliche, und sei es auch nur auszugsweise, Vervielfältigung und Verbreitung nicht gestattet, sei es in gedruckter Form, durch fotomechanische Verarbeitung oder Verfahren, auf Bild- und/oder Ton- und/oder Datenträgern aller Art. Untersagt ist ebenso das elektronische Speichern, insbesondere in Datenbanken, zum Zweck des Verfügbarmachens für jedwede Öffentlichkeit, sei es zum individuellen Abruf, zur Wiedergabe auf Bildschirmen oder zum Ausdruck. Das schließt Podcast, Videostream etc. ein. Das Übersetzen in andere Sprachen ist ebenso vorbehalten.

Sie erwerben mit dem Herunterladen und Kauf dieses Werkes keine Wiederverkaufsrechte! Mit Recherchen im Netz und in Auktionshäusern suchen wir regelmäßig nach Verletzungen des Urheberrechtes. Sollten wir einen Verstoß entdecken, wird dieser sofort abgemahnt und eine Schadensersatzforderung geltend. Alle Markennamen und Bilder usw. sind Eigentum ihrer jeweiligen Besitzer, die dieses Werk nicht veranlasst oder unterstützt haben. Erhältliche Texte oder Bilder über das Internet, die in diesem Werk verwendet werden, können geistiges Eigentum darstellen und dürfen nicht kopiert noch vervielfältigt werden.

Die Inhalte dieses Buches wurden mit größter Sorgfalt erstellt. Der Autor übernimmt jedoch keinerlei Verantwortung oder Gewähr für Aktualität, Richtigkeit und Vollständigkeit der bereitgestellten Informationen. Haftungsansprüche gegen den Autor, welche sich auf Schäden materieller oder ideeller oder geistiger Art beziehen, die durch die Nutzung oder Nichtnutzung der dargebotenen Informationen bzw. durch die Nutzung fehlerhafter oder unvollständiger Informationen verursacht wurden, sind grundsätzlich ausgeschlossen.

Bibliografische Information der Deutschen Nationalbibliothek:
Die Deutsche Nationalbibliothek verzeichnet diese Publikation in der Deutschen Nationalbibliografie; detaillierte bibliografische Daten sind im Internet über http://dnb.dnb.de abrufbar.

Copyright © Mein Lebensfreudeverlag, 31559 Hohnhorst / Christopher Hohlstamm von Dehnen – Alle Rechte vorbehalten.
Ausgabe: 1. Auflage 03.2025

Grafik & Gestaltung, Lektorat: Dr.-Ing. B. Grabe
Korrektorat: Dr.-Ing. B. Grabe, Mein Lebensfreudeverlag

Verlag: BoD · Books on Demand GmbH, In de Tarpen 42, 22848 Norderstedt,bod@bod.de

Druck: Libri Plureos GmbH, Friedensallee 273, 22763 Hamburg

ISBN: 978-3-8482-6354-7

Inhaltsverzeichnis

6

Es ist ratsam
etwas FÜR seine
Gesundheit zu tun,
SOLANGE man gesund ist!

**Und erst recht konsequent,
wenn man krank ist!**

Chris Hohlstamm von Dehnen zu Wendhausen

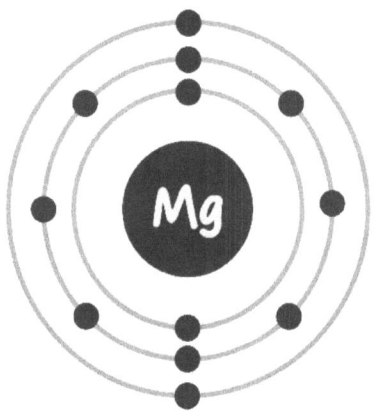

Wichtiger Hinweis!

Obwohl Magnesium bei der Regenration und Erhaltung des Körpers an erster Stelle steht, darf und muss ich Sie darauf hinweisen, dass Magnesium weder heilt noch eine Heilung bisher WISSENSCHAFTLICH nachgewiesen wurde. (So die gesetzliche Pflicht das sagen zu müssen!)

Warum diese Nachweise trotz aller Heilerfolge bisher noch nicht offiziell erstellt wurden, dürfen Sie sich selbst erklären, und ist in diesem Buch *eigentlich* erklärt!

Magnesium-Chlorid ist ein Mineral und <u>KANN</u> zur Nahrungsergänzung dienen, ist aber zum Glück kein Arzneimittel und frei verkäuflich!

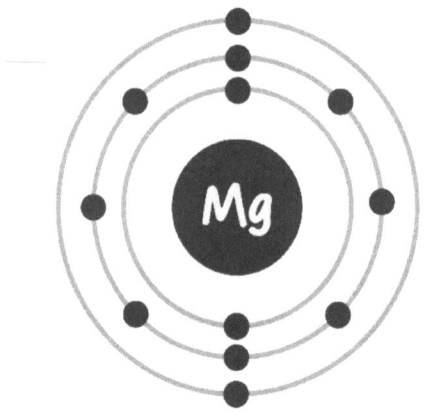

Hinweis: Grundsätzliches zu Ihrem Recht

Ihr Recht auf Selbstbestimmung für Körper und Geist

„Die Würde des Menschen ist unantastbar"

Gesundheit ist nicht nur ein Zustand des Wohlbefindens, sondern auch ein Grundrecht jedes Menschen. Die Würde des Menschen ist unantastbar – und das bedeutet auch, dass Sie das Recht haben, Ihre eigene Meinung über das Thema Gesundheit zu bilden und selbst zu entscheiden, was für Ihren Körper am besten ist.

In einer Zeit, in der Gesundheitsinformationen oft widersprüchlich sind und Meinungen stark auseinandergehen, ist es wichtiger denn je, dass Sie sich bewusst mit Ihrer eigenen Gesundheit auseinandersetzen. Ihr Körper gehört Ihnen – und niemand sonst kann oder sollte über Ihre Gesundheit bestimmen. Sie haben das Recht, sich zu informieren, zu hinterfragen und die besten Entscheidungen für Ihr Wohlbefinden zu treffen.

Dieses Buch möchte Sie dazu ermutigen, Ihre Gesundheitskompetenz zu stärken, selbstbewusst Entscheidungen zu treffen und Ihr Wohlbefinden aktiv zu gestalten. Denn wahre Gesundheit beginnt mit Wissen, Eigenverantwortung und der Freiheit, für sich selbst zu sorgen.

1. Ihr Recht auf eine eigene Meinung zur Gesundheit

Jeder Mensch ist einzigartig – und das gilt auch für seine Gesundheit. Während allgemeine Empfehlungen eine Orientierung bieten können, ist es wichtig, dass Sie sich Ihre eigene Meinung bilden und Ihren individuellen Weg finden.

- **Hinterfragen Sie gängige Gesundheitsratschläge** – Was für den einen funktioniert, muss nicht für den anderen gut sein.

- **Informieren Sie sich aus verschiedenen Quellen** – Nutzen Sie Bücher, Studien, Erfahrungsberichte und Ihren gesunden Menschenverstand.

- **Lassen Sie sich nicht verunsichern** – Auch Experten haben unterschiedliche Meinungen. Am wichtigsten ist, dass Sie sich mit Ihrer Entscheidung wohlfühlen.

- **Bleiben Sie offen für neue Erkenntnisse** – Die Wissenschaft entwickelt sich ständig weiter, und es gibt immer wieder neue Wege zur optimalen Gesundheit.

Ihre Meinung über Ihre eigene Gesundheit ist genauso wertvoll wie jede ärztliche Empfehlung. Denn Sie sind die einzige Person, die Ihren Körper wirklich kennt und fühlt.

2. Ihr Recht, für Ihre Gesundheit selbst zu sorgen

Gesundheit ist nicht nur das Fehlen von Krankheit, sondern ein aktiver Zustand, den Sie selbst beeinflussen können. Niemand kann Ihnen vorschreiben, wie Sie für Ihren Körper sorgen – diese Entscheidung liegt allein bei Ihnen.

✓ **Sie haben das Recht, Ihre Ernährung selbst zu bestimmen** – Ob pflanzlich, ketogen, basisch oder ausgewogen, Sie wissen am besten, was Ihrem Körper guttut.

✓ **Sie haben das Recht, alternative Heilmethoden zu wählen** – Ob Naturheilkunde, ganzheitliche Ansätze oder Schulmedizin – die Wahl liegt bei Ihnen.

✓ **Sie haben das Recht, Nahrungsergänzungsmittel wie Magnesium zu nutzen** – Sie entscheiden, welche Mikronährstoffe Ihr Körper braucht.

✓ **Sie haben das Recht, Ihr Leben nach Ihren Bedürfnissen zu gestalten** – Bewegung, Meditation, Entspannung und Stressreduktion sind individuelle Entscheidungen.

Ihr Körper gehört Ihnen – und niemand hat das Recht, Ihnen vorzuschreiben, wie Sie mit ihm umgehen sollen. Hören Sie auf Ihr Bauchgefühl und nehmen Sie sich die Freiheit, Ihre Gesundheit nach Ihren eigenen Vorstellungen zu fördern.

3. Warum Eigenverantwortung die Basis für Gesundheit ist

Die moderne Medizin hat viele Errungenschaften hervorgebracht, doch wahre Gesundheit beginnt nicht erst dann, wenn Symptome auftreten – sondern viel früher. Prävention ist der Schlüssel!

➤ **Wissen schützt Sie** – Je mehr Sie über Ihren Körper und seine Bedürfnisse wissen, desto gezielter können Sie handeln.

➤ **Eigenverantwortung bedeutet Freiheit** – Wer selbst für seine Gesundheit sorgt, ist weniger abhängig von äußeren Einflüssen.

➤ **Ihre Entscheidungen haben langfristige Auswirkungen** – Ob Bewegung, Ernährung oder mentale Balance – jede kleine Maßnahme zählt.

➤ **Keiner kennt Sie besser als Sie selbst** – Kein Arzt, keine Studie und keine Empfehlung kann Ihre eigene Wahrnehmung ersetzen.

Sich für die eigene Gesundheit einzusetzen, bedeutet nicht, medizinischen Rat zu ignorieren – es bedeutet, ihn kritisch zu hinterfragen und mit der eigenen Intuition und Erfahrung abzugleichen.

4. Die Rolle von Magnesium in Ihrer individuellen Gesundheitsstrategie

Magnesium ist ein zentraler Baustein für Ihre Gesundheit – doch nicht jeder braucht die gleiche Menge oder die gleiche Form. Sie haben das Recht zu entscheiden, wie Sie Magnesium in Ihr Leben integrieren.

✓ **Setzen Sie auf natürliche Quellen** – Magnesiumreiche Lebensmittel wie Nüsse, Samen, grünes Blattgemüse und Vollkornprodukte.

✓ **Wählen Sie die für Sie passende Magnesiumform** – Ob Magnesiumchlorid oder transdermales Magnesiumöl – Sie entscheiden.

✓ **Testen Sie, was Ihnen guttut** – Probieren Sie verschiedene Dosierungen und Anwendungsformen aus, um die beste Wirkung zu erzielen.

✓ **Hören Sie auf Ihren Körper** – Ihre Energie, Ihr Schlaf, Ihre Muskeln und Ihr Wohlbefinden sind die besten Indikatoren.

✓ Jeder Mensch ist anders – und das gilt auch für den individuellen Magnesiumbedarf.
Nehmen Sie sich die Freiheit, Ihren eigenen Weg zu finden!

5. Fazit: Ihre Gesundheit – Ihre Entscheidung!

„Die Würde des Menschen ist unantastbar." Dies gilt nicht nur in gesellschaftlicher Hinsicht, sondern auch für Ihre persönliche Gesundheit. Sie haben das uneingeschränkte Recht, Ihre eigene Meinung zu Gesundheitsthemen zu entwickeln, kritisch zu hinterfragen und die besten Entscheidungen für sich selbst zu treffen.

- Lassen Sie sich nicht verunsichern – Ihr Körper gehört Ihnen!

- Nutzen Sie Ihr Recht auf Information – Wissen ist Ihr stärkstes Werkzeug!

- Übernehmen Sie Verantwortung für Ihre Gesundheit – Niemand kann das besser als Sie selbst!

Jeder Tag ist eine neue Gelegenheit, etwas Gutes für sich zu tun.

Nutzen Sie sie!

Zu mir und meinen Erfahrungen aus meinem Leben

Jeden Tag quälen sich Menschen mit Symptomen und ihren fatalen Auswirkungen herum, Gicht, Rheuma, Krebs, Diabetes, Osteoporose, Arthrose, Krämpfe, Lähmungen, und vieles andere mehr, ohne, dass es sein müsste! Denn Gesundheit ist tatsächlich einfach und kann ebenso einfach herbeigeführt werden! Auch wenn man uns immer wieder etwas von unheilbaren Krankheiten erzählt!

Es gibt Mittel und Wege, von denen Sie viel-leicht noch nie etwas gehört haben und wahrscheinlich aus geldgierigen Gründen bestimmter Konzerne auch bisher nichts hören sollten! Denn wer gesund ist, ist frei, fällt aus dem bekannten System raus und an dem verdient man nichts mehr, so sieht es aus!

Und Fakt ist, dass wir scheinbar nur ein wert-volles Mitglied der Gesellschaft sind, solange wir funktionieren und uns so verhalten, wie man es von uns erwartet, angepasst, und natürlich möglichst viel Geld dort ausgeben, wo es Milliardäre noch reicher macht.

Mit 16 Jahren denkt sicherlich noch niemand an Krankheit, und mit 30 steht man in der Blüte des Lebens und reißt Bäume aus! Mit 40 kommen langsam die Bedenken, weil man merkt, dass der Körper nicht mehr so will, wie man will, und mit 50 wird vielen bewusst, wie sehr sie ihren Körper über all die Jahre ausgebeutet haben! Das Auto, das Fahrrad, der Fernseher, die Katze und auch der Hund haben mehr Liebe und Aufmerksamkeit bekommen, wie der eigene Körper, der aber täglich eine Menge an den richtigen Stoffen benötigt, um GUT zu funktionieren. Das Verdrängen aber wohl viele und irgendwann sagt unser Körper „Ende, AUS, ich kann nicht mehr"! Und dann denkst du: „Nanu, was ist denn jetzt(?)!"

Im Prinzip ist es ganz einfach und heißt: Je früher Sie wach werden und etwas bewusst FÜR Ihren Körper tun, umso größer ist die Chance, Ihr Leben noch bis ins hohe Alter genießen zu können, und zwar ohne chronische oder bösartige, „unheilbare" Krankheiten! Und natürlich am besten das loszuwerden, was man gesundheitlich schon in den Sand gesetzt hat!

Mit den Informationen aus diesem Buch, und meinen über 30 Jahren Praxiserfahrung als Heiltherapeut, möchte ich Ihnen helfen, Ihr Leben extrem lebenswerter zu machen, denn alles macht keine Freude mehr, wenn Mann/Frau krank ist, es täglich nur noch weh tut! Vielleicht wissen Sie dies ja auch ganz tief in sich:

Das Leben ist gedacht, um es sinnvoll für schöne Erfahrungen zu nutzen, anstatt seine Leiden zu pflegen und diese noch zu vermehren!

Und glauben Sie mir, ich schreibe das hier nicht nur einfach so, sondern dies hat den Hintergrund, dass ich so ziemlich alles an PatientInnen gesehen habe, mal abgesehen von den vielen eigenen Erfahrungen, vom Kopfschmerz bis zum Krebs. Vielen konnte ich helfen und viele haben für sich entdeckt, wie leicht es ist, etwas FÜR ihre Gesundheit und eine Heilung zu tun, mal abgesehen von wiederkehrender Fitness und Vitalität! Und wenn Sie das auch wollen, so kann ich Ihnen nur den einzig besten Rat geben: Täglich Magnesium-Chlorid nehmen, morgens und abends und nicht mehr damit aufhören! Und vielleicht geht es Ihnen dann auch so, wie ich es immer wieder gerne sage, dass Sie dann in 3 Jahren jünger sind als heute!

Ja ich weiß, das hört sich wieder so nach Wundermittel an und großen Versprechungen. Aber erstens mache ich so etwas nicht, und zweitens ist es weder das eine noch das andere!

Was ich Ihnen laut meinen Erfahrungen und die meiner Patienten nach über 30 Jahren Praxis aber sagen kann und will, ist, dass Magnesium-Chlorid wohl das grandioseste Mineral auf diesem Planeten ist! Etwas besseres ist mir in meinem Leben einfach nicht begegnet!

Und ja ich weiß auch, viele schwören auf Algen, auf sonstige Entgiftungs- und Nahrungeergänzungsmittel, und was ich schon alles am Telefon gehört habe, was Menschen zu sich nehmen und in sich reinschütten! Gar oft ist es wahrlich erschreckend, und manchmal ist es auch schrecklich, was Menschen in Verzweiflung um ihre Gesundheit tun und sich einverleiben. Der ganz großen Renner ist auch immer noch, dass viel viel hilft. Zumindest verhalten sich viele so, was natürlich Unsinn ist!

Das Gegenteil ist der Fall: Oft, um nicht zu sagen immer, stellt eine füllige Zufuhr von welchen Stoffen auch immer, eher eine Mehrbelastung für den Körper dar, als dass es hilft oder helfen könnte! Und wenn ich mit DIESEN Menschen spreche, und sie einmal von der Verzweiflungspalme um ihre Gesundheit, und manchmal auch um ihr Leben, runterhole, dann wacht so mancher auf und spürt, dass es ganz einfach nicht so ist, dass viel viel helfen könnte, und sie fangen wieder an sich zu entspannen und zu atmen und beginnen sich und ihre Gesundheit einmal wirklich zu resetten!

Und hier beginnt dann ganz oft der Weg zur echt6en und dauerhaften und auch nachhaltigen Gesundheit, und meistens mit Magnesium-Chlorid! Und ja, selbstverständlich empfehle ich dieses Mineral! Nicht weil ICH es empfehle und um gut dazustehen. Nein. Sondern weil ich vor über 30 Jahren ganzheitlicher Therapeut und Gesundheitscoach geworden bin, um Menschen zu helfen!

Ich empfinde es als unwürdig und absolut unsinnig, wenn Menschen leiden, an was auch immer! Wir leben auf einer Welt, in der es eigentlich alles im Überfluss gibt. EIGENTLICH muss niemand hungern und auch niemand krank sein! Aber der Hunger mancher Menschen ist unersättlich, nach Geld und Macht, und die Gier und das Ego von einigen Wenigen scheint so groß zu sein, dass diese sogar über Leichen gehen, es ihnen schei…..egal ist, ob andere leiden oder sogar ihren Körper verlassen müssen, weil dieser im wahrsten Sinne des Wortes den Geist aufgibt.

In über 30 Jahren Praxis habe ich mich selbst belehrt und natürlich auch belehren lassen. Darüber, dass es Situationen gibt, in denen einfach nichts mehr hilft und man sich die Zeit, die einem noch bleibt, am besten so schön wie möglich macht, weil das Ende einfach absehbar ist!

Aber auch darüber, dass da, wo viele schon geneigt sind sich selbst aufzugeben, und weil irgendwelche scheinbar intelligenten Egoisten meinen, sie könnten mit Sicherheit voraussagen und bestimmen, dass es unheilbare Krankheiten gibt, oft noch einen Weg, eine Chance und oft auch ganz viele Möglichkeiten gibt, seinen Körper wieder in Ordnung zu bringen!

Das ist MEINE Überzeugung und MEINE Erfahrung!

Ich erwarte nicht, dass andere das auch so sehen, und ehrlich gesagt ist es mir vollkommen egal. Jeder hat das Recht auf seine Erfahrungen und auf seine Meinung, die er sich wie und warum auch immer geBILDET hat! Und das ist ja auch gut so!

Und wenn jemand glaubt, dass es für ihn keine Chance mehr gibt, warum er das auch immer glaubt, ok, dann kann das sicherlich traurig und dramatisch sein und ist es sicherlich auch. Aber auch wenn einer glaubt, dass es geht, und dass er wieder etwas in Ordnung bringen kann, und wenn er daran glaubt, dass sein Körper mitspielt, dann wird es hier auch sicher einen Weg geben!

Man könnte hier aus der Religion zitieren: „Einem jeden geschieht nach seinem Glauben!", was meiner Meinung nach 100% zutrifft. Aber ich will weder Sie noch jemand anderen hier bekehren noch überzeugen. Jeder sollte sich einfach nur selbst eine Meinung bilden können und dürfen und dazu will ich hier mit diesem Buch beitragen.

Vielleicht sagen Sie ja auch, warum auch immer, dass das hier vollkommener Unsinn ist, Blödsinn, Spinnerei, und Sie glauben, Sie wissen mehr, Sie wissen es besser,….

Dann beglückwünsche ich Sie hier an dieser Stelle sehr herzlich und freue mich aufrichtig für Sie, dass Sie scheinbar weiter sind, bzw. Sie ihren Weg gefunden haben und auf diesem auch die Verantwortung für IHREN Glauben und Ihr Tun tragen. Und bitte denken Sie nicht, dass meine letzten Sätze von Ironie durchtränkt sind. Nein. Ich meine das vollkommen ehrlich und auch herzlich! Man kann nun mal nicht voll und ganz den Weg verstehen, den ein anderer in seinen Schuhen gelaufen ist! Und darum ist es gut, dass wir vielleicht in Zukunft mehr miteinander reden und unser Wissen zusammenwerfen, anstatt es besser wissen zu wollen oder einfach nur um vulgär Recht zu haben.

So. aber zurück zu Thema Magnesium-Chlorid!

Ich selbst nehme Magnesium-Chlorid nun schon seit rund 30 Jahren und meine eigenen Erfahrungen sind wundersam bis phänomenal! Es war und ist ein wahrer Segen für mich in meinem Leben gewesen und ist es noch! Und so kann ich heute sagen:

Gesundheit ist für jede/n ein greifbares Ziel und auch erreichbar!

Solange Ihr Körper noch lebt, ist dieser aktiv und tut aus seiner Natur heraus alles erdenklich und Mögliche, um sich zu erhalten und um zu überleben!

Sie kennen das: Wenn Sie sich einmal in den Finger schneiden, dann müssen Sie da nicht irgendeine besondere Heilenergie losschicken, sich holen oder zu Gott beten! Ihr Körper bringt das von ganz alleine wieder in Ordnung, auf fast ganz wundersame Weise, könnte man sagen. Und schon in ein paar Tagen sehen

Sie von dem Schnitt nicht mehr viel oder gar nichts mehr, weil einfach alles super verheilt ist! Allein DAS ist schon klasse! Oder!

Ja und ich würde da vielleicht auch schon von einem WUNDERvollen Vorgang sprechen! Nicht „Wunder" im Sinne von „huhuuuuuu" und Zauber. Sondern von einfacher Erstaunlichkeit, was alles möglich ist!

Wussten Sie, dass Ihr Körper ÜBER 1.000 Ausgleichsmechanismen hat? Bedeutet also, bevor Ihr Körper ein Symptom vorweist, haben Sie schon mindestens 1.000 gesündigt, bzw. hat dieser schon mindestens 1.000 ausgeglichen!

Stellen Sie sich mal vor, Sie würden diesen Ausgleichs-Job machen! Nicht ab und zu mal, NEIN, TÄGLICH, in jedem Augen-blick!

Wie lange würden Sie durchhalten??

Und welche Antwort Sie sich auch immer jetzt geben, denken Sie einmal daran, dass Ihr Körper das ca. 70 bis 100 JAHRE tut, und das ohne Unterlass! Und allein DAS ist schon Respekt wert! Oder?

Und jetzt könnten wir ja zu unserem Körper sagen und uns beschweren, warum er denn diesen Job, je länger wir in diesem Körper sind, nicht mehr ordentlich macht, scheinbar nachlässt? Was eine Unverschämtheit! Oder? Den müsste man dann doch mal nach 50 oder 60 Jahren abmahnen oder feuern, wenn der nicht mehr richtig arbeitet oder arbeiten will!

Aber genau umgekehrt ist es: Der Körper feuert uns aus unserem Körper, weil wir ihm nicht das gegeben haben, was er tagtäglich benötigt, damit er seine Arbeit machen kann! Und damit er optimal arbeiten kann, benötigt dieser ganz bestimmt Mineralien, Elemente und Vitamine, sowie ausreichend Wasser, worauf ich später noch einmal zu sprechen komme! Denn mit dem Trinkverhalten steht und fällt alles, Ihre gesamte Gesundheit und Vitalität! Aber so viel schon einmal zum Thema Wasser und Trinken: Unser Körper besteht überwiegend aus Flüssigkeit, und es ist keine Cola, keine klebrige Limo oder Saft, auch nicht aus Kaffee oder Schnaps, nein, es ist das einfache, aber lebenswichtige Wässerchen, ohne das es auf diesem Planeten KEIN Leben geben würde!

Denn um Mineralien und Elemente in die Körperzellen hineinzubekommen, jeder Körper besteht aus ca. 100 Billionen Zellen, das sind 10 hoch 14, und damit jede Zelle die notwendigen Stoffen für ihre Arbeit bekommt, und damit Schlacken und Giftstoffe AUS der Zelle abtransportiert werden können, dafür braucht der Körper Wasser! Und zwar nicht mal eben täglich einen halben Liter oder 2, sondern ein erwachsener Mensch ca. 3 bis 5 Liter! Ja, richtig gehört, bzw. gelesen: **3 bis 5 Liter!**

Aber was trinken die meisten? Kaffee, Saft, Cola, Bier,….. Und dazu noch zu wenig! Also zu wenig Flüssigkeit meine ich, nicht Bier oder Alkohol! (Lach) Denn sonst heiß es nachher, wie der Mann zu seiner Frau sagt (tatsächlich schon erlebt) „der Therapeut Herr Hohlstamm von Dehnen hat gesagt ich soll täglich 3-5 Liter Bier trinken!".

Nein! Hat er natürlich nicht! Ok, das war live ein Spaß und bei der Vorstellung ist es das sicherlich auch noch!

Aber zurück zum Thema!

Wenn Sie also täglich zu wenig trinken, und Ihr Körper nicht nur nicht die Mineralien und auch nicht das Wasser bekommt, damit er richtig arbeiten kann, muss man sich nicht über einen frühen Tod, irgendwelche dubiosen oder bösartigen Krankheiten und Aussetzer wundern! Ganz klar! Aber so leben die meisten! Und plötzlich trifft sie der Schlag, mit einem Herzinfarkt, Schlaganfall oder sonstigem Black-Out, und sie wundern sich, und sie fangen dann irgendwann einmal an zu fragen, warum das so ist. Und bevor ich es vergesse: Hinzu kommen noch Stress, Streit, Hektik, zu wenig atmen, Giftstoffe, Depressionen, Traurigkeit, Schicksalsschläge, ….. was Sie alles verdauen und verkraften MÜSSEN! Denn niemand fragt, ob Sie dazu Lust haben! In dieser Welt müssen Sie!

Und die Frage danach, was denn in Ihrem Leben nicht stimmt, dass Sie „plötzlich" so gestraft werden oder abgemahnt, ist schon mal ein erster Fortschritt, auf dem möglichen Weg zu Gesundheit!

Aber: MUSS es denn erst so weit kommen??

Nein, muss es nicht! Und kurz gesagt: Jeden Tag einmal genug Wasser trinken, ausreichend Magnesium morgens und abends nehmen, beim Einkaufen nicht in die Genussmittel-Abteilung gehen und fragen was uns schmeckt, sondern in die Abteilung, in der es die Stoffe gibt, die der Körper TÄGLICH benötigt, und das ist sicherlich nicht Zucker, Alkohol oder sonstiger Pappkram!

Und wer es ganz richtig machen will und sich täglich verjüngen, bzw. zumindest mal die Alterungsbremse kräftig anziehen will, der scannt am Schluss des Buches mit seinem Handy einmal auf den QR-Code oder gibt die Internetadresse in seinen Browser ein, und holt sich einen exklusiven Beratungstermin bei mir und meinem Team! Und ich darf Ihnen sagen: Es lohnt sich! Aber das müssen SIE natürlich entscheiden, ob Sie das Beste für Ihre Gesundheit und ein langes, schönes Leben tun wollen, nachdem Sie es von mir und meinem Team erfahren haben, wie man das macht, oder sich mit Krankheiten rumplagen und ggf. früh und qualvoll sterben!

Wünschen tu ich Ihnen die erste Variante!

Übrigens bekommen Sie In unserem Lebensfreudeverlag auch telefonisch einen kostenlosen Flüssigkeits-Bedarfstest! Anrufen, sprechen und Sie wissen Bescheid! Die Damen und Herren machen mit Ihnen gerne den Test, und wie gesagt vollkommen kostenlos!

Die Internetadresse vom Lebensfreudeverlag lautet:

www.lebensfreudeverlag.de

Niemand weiß, ob die Telefonnummer, die ich hier sonst angeben würde, in ein paar Monaten noch aktuell ist. Daher die Internetadresse und hier schauen Sie einfach ins Impressum und finden die aktuelle Telefonnummer für Ihren Anruf zum Flüssig-keits-Bedarfstest!

Also: Im Prinzip ist es wie bei allem: Ganz einfach! Sie müssen nur mal den ersten Schritt machen, die Verantwortung für sich, für Ihr Leben und für Ihre Gesundheit übernehmen, anstatt diese irgendwo am Tresen oder am Empfang abzugeben, und dabei, bei der Übernahme, wünsche ich Ihnen viel Erfolg und den Glauben, dass es besser werden kann, als wie Sie es bisher erlebt haben und kennen!

So viel erst einmal zu meinen Erfahrungen und meinem Lebensweg! Es würde mich freuen, Sie einmal persönlich kennenzulernen, vielleicht einem meiner Seminare, Workshops oder vielleicht auch in der Ausbildung zum ganzheitlichen Gesundheits-Coach mit Zertifikat! Bis dahin Ihnen erst einmal eine gute und gesunde Zeit! Freue Sie sich auf die nächsten hoch interessanten Kapitel!

Herzlichst und mit den besten Wünschen!

Ihr

Chris Hohlstamm von Dehnen zu Wendhausen

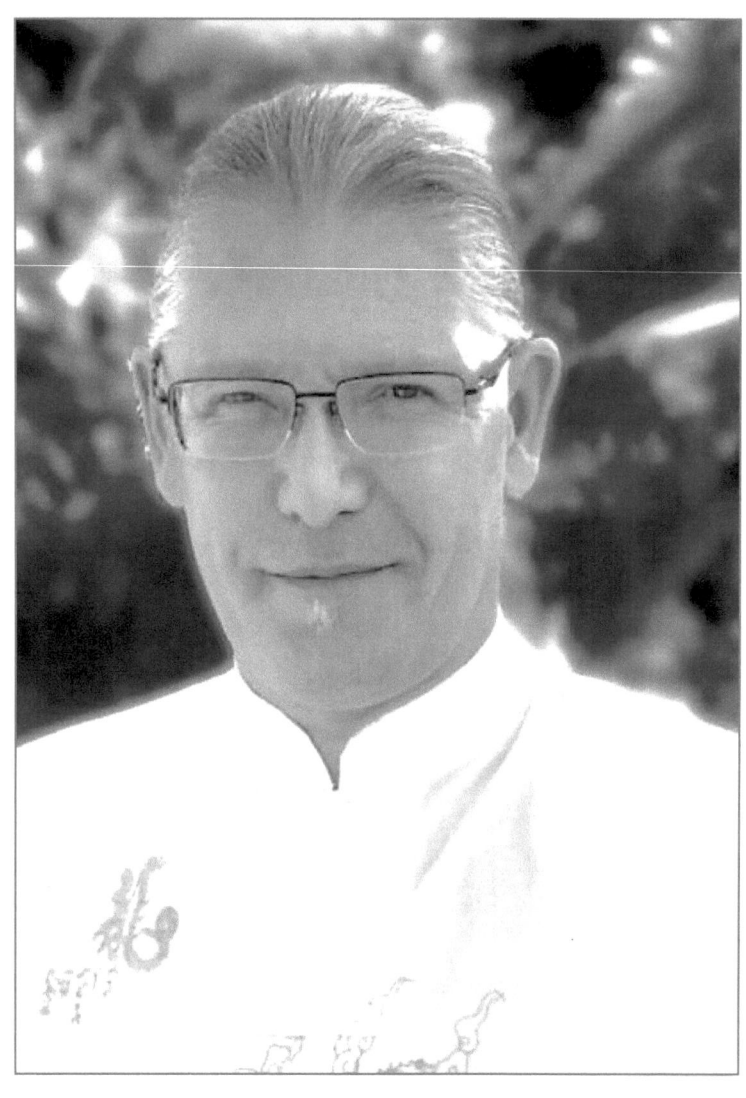

Chris Hohlstamm von Dehnen z. W.

Vorwort – Warum dieses Buch geschrieben wurde

Die Suche nach wahrer Gesundheit

Gesundheit ist eines der wertvollsten Güter, die wir besitzen. Doch oft erkennen wir ihren wahren Wert erst, wenn sie nicht mehr selbstverständlich ist. Viele Menschen leiden unter chronischen Erkrankungen, Schmerzen, Müdigkeit und einer Vielzahl anderer Beschwerden, ohne zu wissen, dass die Lösung oft so einfach sein kann: Die richtige Versorgung mit essenziellen Nährstoffen.

Dieses Buch wurde geschrieben, um Ihnen zu zeigen, dass Krankheit kein Zufall ist, Gesundheit aber auch nicht. Unser Körper ist ein hochkomplexes System, das auf eine optimale Nährstoffversorgung angewiesen ist, um richtig zu funktionieren. Doch die moderne Lebensweise führt dazu, dass viele Menschen unbewusst mit Mangelerscheinungen kämpfen – einer der häufigsten und folgenreichsten Mängel ist Magnesiumdefizit.

Magnesium ist kein Wundermittel, sondern ein lebensnotwendiger Mineralstoff, der über 600 Prozesse im Körper steuert. Doch warum wird Magnesium so oft übersehen? Warum verschreiben Ärzte lieber Medikamente, anstatt auf eine gezielte Nährstoffversorgung hinzuweisen? Warum wissen so wenige Menschen, dass viele ihrer Beschwerden auf einen simplen Mangel zurückzuführen sind?

Genau diese Fragen haben mich dazu bewegt, dieses Buch zu schreiben. Ich möchte Ihnen zeigen, wie Magnesium-Chlorid Ihr Leben verändern kann, welche enormen gesundheitlichen Vorteile es bietet und warum es der Schlüssel zu mehr Wohlbefinden, Vitalität und Schmerzfreiheit sein kann.

Wie ich auf Magnesium aufmerksam wurde

Jeder von uns kennt es: Man leidet unter bestimmten Beschwerden, geht zum Arzt, bekommt Medikamente – doch die wahre Ursache bleibt oft unentdeckt. So war es auch bei mir und vielen meiner Klienten. Jahrelang suchte ich nach Wegen, um chronische Müdigkeit, Gelenkschmerzen und Verdauungsprobleme zu lindern. Ich probierte verschiedene Diäten, Nahrungsergänzungsmittel und Therapien aus – doch nichts schien wirklich langfristig zu helfen.

Dann entdeckte ich Magnesium-Chlorid. Anfangs war ich skeptisch – wie konnte ein einfaches Mineral so viele verschiedene Beschwerden beeinflussen? Doch je tiefer ich in die Wissenschaft hinter Magnesium eintauchte, desto klarer wurde mir:

Magnesium ist der wahre Schlüssel zur Gesundheit!

Nachdem ich meine Magnesiumzufuhr optimierte, erlebte ich eine erstaunliche Veränderung:

- ✓ **Meine Energie kehrte zurück** – die ständige Erschöpfung verschwand.

- ✓ **Konzentration und Fokus verbesserten sich** – ich fühlte mich mental klarer und ausgeglichener.

- ✓ **Muskel- und Gelenkschmerzen wurden weniger** – ich konnte mich wieder frei bewegen.

- ✓ **Mein Schlaf wurde tiefer und erholsamer** – ich wachte morgens erfrischt auf.

- ✓ **Stress und innere Unruhe nahmen ab** – ich fühlte mich gelassener und entspannter.

Diese Erfahrung machte mich neugierig. Ich begann, tiefer zu recherchieren, Studien zu lesen und Magnesium in meiner eigenen Gesundheitsberatung einzusetzen. Die Ergebnisse waren verblüffend: Immer wieder zeigten meine Klienten unglaubliche Verbesserungen ihrer Beschwerden, einfach durch die gezielte Einnahme von Magnesium.

Warum dieses Buch geschrieben wurde

Dieses Buch ist nicht nur ein Ratgeber – es ist eine Einladung, die Kontrolle über Ihre eigene Gesundheit zu übernehmen. Es zeigt Ihnen nicht nur, warum Magnesium so wichtig ist, sondern auch, wie Sie es richtig anwenden, um maximale gesundheitliche Vorteile zu erzielen.

Was erwartet Sie in diesem Buch?

- Grundlegendes Wissen über Magnesium – warum es für Ihren Körper so unverzichtbar ist.

- Die Auswirkungen eines Magnesiummangels – welche Beschwerden und Krankheiten dadurch entstehen können.

- Wie Magnesium-Chlorid wirkt – warum gerade diese Form besonders gut bioverfügbar ist.

- Konkrete Anwendungstipps – wie Sie Magnesium richtig einnehmen und dosieren.

- Wissenschaftliche Hintergründe – Studien und Forschungsergebnisse zur Wirkung von Magnesium.

- Erfahrungsberichte und Praxisbeispiele – echte Geschichten von Menschen, die ihr Leben durch Magnesium verbessert haben.

Magnesium ist kein Luxus, sondern eine Notwendigkeit. Unser Körper kann ohne dieses Mineral nicht funktionieren, doch die moderne Lebensweise führt dazu, dass viele Menschen chronisch unterversorgt sind.

Warum Magnesium-Chlorid die beste Wahl ist

Nicht alle Magnesiumverbindungen sind gleich. Viele Nahrungs-ergänzungsmittel enthalten Magnesiumoxid oder Magnesium-carbonat – doch diese Formen werden vom Körper nur schlecht aufgenommen. Magnesium-Chlorid hingegen hat eine außerge-wöhnlich hohe Bioverfügbarkeit und kann sowohl innerlich als auch äußerlich angewendet werden.

Warum Magnesium-Chlorid?

o **Es wird schnell aufgenommen** und gelangt direkt in die Zellen.

o **Es unterstützt die Zellregeneration** und fördert die Selbstheilung des Körpers.

o **Es wirkt entspannend auf Nerven und Muskeln** und lindert Verspannungen.

o **Es reguliert den Säure-Basen-Haushalt** und hilft gegen Übersäuerung.

o **Es kann über die Haut aufgenommen werden** – ideal für Menschen mit Verdauungsproblemen.

Viele meiner Klienten berichteten, dass sie erst durch die Ein-nahme von Magnesium-Chlorid eine wirkliche Verbesserung ihrer Beschwerden erlebten – selbst nach Jahren erfolgloser Therapien.

Wie dieses Buch Ihr Leben verändern kann

Vielleicht fragen Sie sich jetzt: *„Kann Magnesium wirklich so viel bewirken?"* Die Antwort ist **Ja** – wenn Sie es richtig anwenden.

Dieses Buch kann Ihnen helfen:

o **Verborgene Mangelerscheinungen zu erkennen** und gezielt zu beheben.

o **Ihre Energie zu steigern** und chronische Müdigkeit zu bekämpfen.

o **Schmerzen und Verspannungen zu lindern** – auf natürliche Weise.

o **Ihre Konzentration und mentale Leistungsfähigkeit zu verbessern.**

o **Ihr Herz-Kreislauf-System zu schützen** und Bluthochdruck zu regulieren.

o **Ihren Schlaf zu verbessern** und erholsamer aufzuwachen.

o **Ihr Stresslevel zu senken** und innere Ruhe zu finden.

Die Entscheidung liegt bei Ihnen: Möchten Sie Ihre Gesundheit dem Zufall überlassen oder bewusst selbst die Verantwortung übernehmen?

Dieses Buch gibt Ihnen das Wissen und die Werkzeuge an die Hand, um Ihre Gesundheit nachhaltig zu verbessern. Sie werden lernen, wie Sie Magnesium gezielt einsetzen, um sich besser zu fühlen, mehr Energie zu haben und Krankheiten vorzubeugen.

Einladung zur Veränderung

Ich lade Sie ein, dieses Buch mit einem offenen Geist und der Bereitschaft zur Veränderung zu lesen. Die Informationen hier können Ihnen helfen, Ihre Gesundheit neu zu verstehen und selbst aktiv zu werden.

Denken Sie daran: Krankheit ist kein Zufall – Gesundheit aber auch nicht.

Ich wünsche Ihnen wertvolle Erkenntnisse, nachhaltige Verbesserungen und ein neues Gefühl von Vitalität.

Herzlichst, Ihr Chris Hohlstamm von Dehnen
Ganzheitlicher Heiltherapeut & Gesundheits-Coach, mit über 30 Jahren Erfahrung

Wie Magnesium Ihr Leben verändern kann

Ein unterschätzter Nährstoff mit enormer Wirkung

Magnesium ist einer der wichtigsten, aber oft übersehenen Nährstoffe für den menschlichen Körper. Es ist an über 600 biochemischen Prozessen beteiligt und beeinflusst nahezu jedes Organ und jede Körperfunktion. Trotzdem sind viele Menschen unterversorgt, ohne es zu wissen. Ein chronischer Magnesiummangel kann sich in vielerlei Hinsicht auf die Gesundheit auswirken und eine Vielzahl von Beschwerden auslösen, darunter:

- Chronische Müdigkeit und Erschöpfung

- Muskelverspannungen und Krämpfe

- Schlafstörungen und innere Unruhe

- Herzrhythmusstörungen und Bluthochdruck

- Konzentrationsprobleme und Gedächtnisschwäche

- Verdauungsprobleme und Verstopfung

- Erhöhte Anfälligkeit für Stress und Depressionen

Doch die gute Nachricht ist: Durch eine gezielte Magnesiumzufuhr können viele dieser Beschwerden gelindert oder sogar vollständig beseitigt werden.

1. Mehr Energie und weniger Erschöpfung

Energie ist der Treibstoff unseres Lebens. Doch wenn unser Körper nicht ausreichend mit Magnesium versorgt ist, kann er nicht effizient ATP (Adenosintriphosphat), unsere Hauptenergiequelle, produzieren. Dies führt zu:

- **Chronischer Müdigkeit** – selbst nach ausreichendem Schlaf

- **Energielosigkeit und fehlendem Antrieb**

- **Erhöhter Anfälligkeit für Erschöpfungssyndrome**

Wie Magnesium hilft:

✓ Fördert die ATP-Produktion und verbessert den Zellstoffwechsel

✓ Unterstützt die Sauerstoffversorgung der Muskeln und des Gehirns

✓ Hilft, Stressreaktionen zu reduzieren, die Energie kosten

Viele Menschen, die ihre Magnesiumzufuhr erhöhen, berichten innerhalb weniger Wochen von spürbar mehr Energie und einer besseren Ausdauer im Alltag.

2. Entspannung für Muskeln und Nerven

Magnesium wirkt als natürlicher Muskelrelaxant und kann Muskelkrämpfe, Verspannungen und Nervosität lindern. Ein Magnesiummangel kann sich dagegen durch Symptome wie Muskelzucken, nächtliche Wadenkrämpfe oder sogar Kopfschmerzen äußern.

Wie Magnesium hilft:

- ✓ Entspannt die Muskeln und reduziert Krämpfe
- ✓ Fördert die Regeneration nach körperlicher Anstrengung
- ✓ Unterstützt die Funktion von Nerven und hilft, überaktive Nervenimpulse zu regulieren

Viele Sportler und körperlich aktive Menschen schwören auf Magnesium, um ihre Muskelfunktion zu verbessern und Verletzungen vorzubeugen.

3. Besser schlafen mit Magnesium

Schlafmangel ist ein ernstzunehmendes Problem, das viele Menschen betrifft. Studien zeigen, dass Magnesium eine entscheidende Rolle bei der Regulierung des Schlaf-Wach-Rhythmus spielt. Ein niedriger Magnesiumspiegel kann dazu führen, dass

Menschen Schwierigkeiten haben, einzuschlafen oder durchzuschlafen.

Wie Magnesium hilft:

- ✓ Fördert die Produktion von Melatonin, dem Schlafhormon
- ✓ Beruhigt das Nervensystem und reduziert Stress
- ✓ Unterstützt die Tiefschlafphasen und verbessert die Schlafqualität

Personen, die ihre Magnesiumzufuhr optimieren, berichten oft von tieferem, erholsamem Schlaf und mehr Energie am Morgen.

4. Magnesium für Herz und Kreislauf

Magnesium ist entscheidend für die Herzgesundheit. Ein Mangel kann das Risiko für Bluthochdruck, Herzrhythmusstörungen und sogar Herzinfarkte erhöhen. Studien zeigen, dass eine optimale Magnesiumversorgung den Blutdruck senken und die allgemeine Herz-Kreislauf-Funktion verbessern kann.

Wie Magnesium hilft:

- ✓ Entspannt die Blutgefäße und senkt den Blutdruck
- ✓ Reduziert das Risiko für Herzrhythmusstörungen

✓ Fördert eine gesunde Durchblutung

Viele Menschen mit Herz-Kreislauf-Erkrankungen profitieren von einer erhöhten Magnesiumzufuhr, da sie das Herz entlastet und den Blutdruck auf natürliche Weise reguliert.

5. Mentale Klarheit und weniger Stress

Magnesium ist als das „Anti-Stress-Mineral" bekannt, da es hilft, die Ausschüttung von Stresshormonen zu regulieren und das Nervensystem zu beruhigen. Ein Magnesiummangel kann sich in Reizbarkeit, Angstgefühlen oder sogar Depressionen äußern.

Wie Magnesium hilft:

✓ Reduziert die Ausschüttung von Cortisol, dem Stresshormon

✓ Fördert die Bildung von Serotonin, dem „Glückshormon"

✓ Unterstützt die Konzentrationsfähigkeit und geistige Klarheit

Wer Magnesium regelmäßig einnimmt, berichtet oft von einem ausgeglicheneren Gemütszustand, weniger Angstgefühlen und besserer Stressbewältigung.

6. Starke Knochen und gesunde Gelenke

Magnesium ist essenziell für die Kalziumverwertung und den Knochenstoffwechsel. Ohne ausreichend Magnesium kann Kalzium nicht richtig in die Knochen eingebaut werden, was das Risiko für Osteoporose erhöht. Ebenso trägt es zur Regeneration des Knorpelgewebes bei, was bei Gelenkerkrankungen wie Arthrose von großer Bedeutung ist.

Wie Magnesium hilft:

✓ Unterstützt die Aufnahme von Kalzium und verhindert dessen Ablagerung in den Arterien

✓ Fördert die Knochendichte und beugt Osteoporose vor

✓ Reduziert Gelenkschmerzen und unterstützt die Regeneration des Knorpelgewebes

Ein gesunder Magnesiumspiegel ist daher für langfristige Knochengesundheit unerlässlich.

7. Gesunde Verdauung und Stoffwechsel

Magnesium ist ein wichtiger Bestandteil des Verdauungssystems. Es unterstützt die Funktion der Muskeln im Magen-Darm-Trakt und kann bei Verdauungsproblemen, Verstopfung und Blähungen helfen.

Wie Magnesium hilft:

✓ Fördert die Entspannung der Darmmuskulatur und lindert Krämpfe

✓ Unterstützt eine gesunde Darmflora

✓ Reguliert den Blutzuckerspiegel und beugt Diabetes vor

Menschen mit Verdauungsbeschwerden profitieren oft von Magnesium, da es die Darmbewegungen anregt und für eine gesunde Magenfunktion sorgt.

Fazit: Magnesium kann Ihr Leben auf vielfältige Weise verbessern

Magnesium ist ein wahres Wundermineral, das alle wichtigen Körperfunktionen unterstützt. Wenn Sie bisher unter unerklärlichen Beschwerden litten oder Ihre Gesundheit auf das nächste Level bringen möchten, könnte Magnesium genau das sein, was Ihrem Körper gefehlt hat.

Jetzt ist der perfekte Zeitpunkt, Magnesium gezielt in Ihren Alltag zu integrieren – Ihr Körper wird es Ihnen danken!

Sie können natürlich noch warten, aber auf was?

Ein kurzer Überblick über die Inhalte

Warum dieses Buch für Sie wichtig ist

Gesundheit ist unser höchstes Gut, doch sie wird oft erst geschätzt, wenn sie verloren geht. Viele Menschen leiden unter Beschwerden wie chronischer Müdigkeit, Muskelkrämpfen, Herz-Kreislauf-Problemen oder Verdauungsstörungen, ohne zu ahnen, dass ein Magnesiummangel die Ursache sein könnte. Dieses Buch soll Ihnen helfen, die verborgene Kraft von Magnesium zu entdecken und gezielt für Ihre Gesundheit zu nutzen.

In den folgenden Kapiteln werden Sie erfahren, wie Magnesium-Chlorid als Schlüsselmineral Ihren Körper auf verschiedenen Ebenen unterstützen kann. Sie erhalten praxisnahe Tipps zur optimalen Anwendung und Dosierung sowie wissenschaftliche Hintergrundinformationen zur Bedeutung von Magnesium für den Stoffwechsel.

Dieses Buch bietet Ihnen eine wissenschaftlich fundierte, praxisnahe und leicht umsetzbare Anleitung, um Magnesium gezielt für Ihre Gesundheit zu nutzen. Egal, ob Sie unter chronischen Beschwerden leiden oder präventiv etwas für Ihr Wohlbefinden tun möchten – die Informationen in diesem Buch können Ihr Leben nachhaltig verbessern.

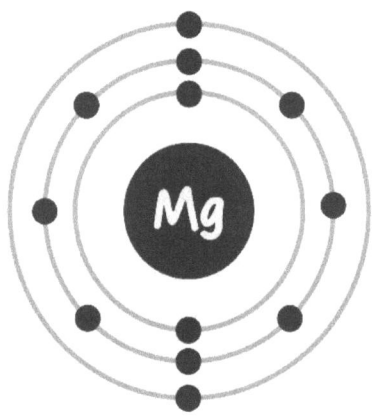

Einladung zur bewussten Gesundheits-Verantwortung

Gesundheit als aktive Entscheidung

Unsere Gesundheit ist kein Zufall. Sie ist das direkte Ergebnis unseres Lebensstils, unserer Entscheidungen und unseres Wissens über die Bedürfnisse unseres Körpers. Viele Menschen glauben, dass Krankheiten „einfach passieren" oder dass sie genetisch vorherbestimmt sind. Doch die Wissenschaft zeigt uns immer wieder, dass unser tägliches Verhalten, unsere Ernährung, Bewegung und die richtige Nährstoffversorgung entscheidend für unser Wohlbefinden sind.

Dieses Kapitel soll Ihnen eine neue Perspektive eröffnen: Sie haben mehr Kontrolle über Ihre Gesundheit, als Sie vielleicht denken. Es geht darum, die Verantwortung für den eigenen Körper zu übernehmen und bewusste Entscheidungen zu treffen, die langfristig zu mehr Vitalität, Energie und Wohlbefinden führen.

Warum viele Menschen ihre Gesundheit vernachlässigen

Wir leben in einer Gesellschaft, in der es oft einfacher ist, Symptome mit Medikamenten zu unterdrücken, anstatt nach den eigentlichen Ursachen zu suchen. Viele Menschen verlassen sich auf Ärzte und Medikamente, ohne zu hinterfragen, warum bestimmte Beschwerden überhaupt auftreten.

Typische Gründe für eine unbewusste Gesundheitsführung:

- **Fehlendes Wissen**: Viele Menschen wissen nicht, wie stark Ernährung, Nährstoffe und Lebensstil die Gesundheit beeinflussen.

- **Bequemlichkeit**: Es ist einfacher, eine Tablette zu nehmen, als die eigene Ernährung oder Gewohnheiten umzustellen.

- **Fehlgeleitete Gesundheitsindustrie**: Viele Gesundheitsprodukte und Nahrungsergänzungsmittel sind auf kurzfristige Lösungen ausgelegt, anstatt langfristige Gesundheit zu fördern.

- **Stress und Zeitmangel**: Ein hektischer Alltag führt oft dazu, dass wir uns nicht genug um unseren Körper kümmern.

- **Glaubenssätze**: Sätze wie „Das ist halt das Alter" oder „Meine Eltern hatten das auch" halten viele Menschen davon ab, aktiv etwas für ihre Gesundheit zu tun.

Doch die Realität ist: Gesundheit ist eine Entscheidung – Ihre Entscheidung.

Die Rolle von Magnesium für Ihre Gesundheit

Ein essenzieller, aber oft übersehener Faktor für die Gesundheit ist Magnesium. Dieser Mineralstoff spielt eine entscheidende Rolle für über 600 verschiedene biochemische Prozesse im Körper. Trotzdem leiden viele Menschen unter einem Magnesiummangel, ohne es zu wissen.

Wie Magnesium Ihre Gesundheit beeinflusst:

✓ **Unterstützt das Nervensystem** und hilft gegen Stress, Angst und Depressionen.

✓ **Reguliert den Blutdruck** und schützt vor Herz-Kreislauf-Erkrankungen.

✓ **Verbessert die Knochengesundheit** und beugt Osteoporose vor.

✓ **Fördert die Muskelentspannung** und verhindert Krämpfe sowie Verspannungen.

✓ **Unterstützt den Energiestoffwechsel** und bekämpft Müdigkeit und Erschöpfung.

✓ **Verbessert die Schlafqualität** und hilft bei Schlafstörungen.

Ein bewusster Umgang mit Magnesium kann daher maßgeblich dazu beitragen, Ihre Gesundheit langfristig zu verbessern. Doch

Magnesium ist nur ein Beispiel für die vielen Faktoren, die Sie selbst in der Hand haben.

Gesundheit ist Selbstverantwortung

Bewusste Gesundheitsverantwortung bedeutet, dass Sie sich nicht einfach passiv auf äußere Faktoren verlassen, sondern aktiv Maßnahmen ergreifen, um gesund zu bleiben oder Ihre Gesundheit zu verbessern.

Was bedeutet bewusste Gesundheitsverantwortung konkret?

- **Sich informieren**: Wissen ist Macht – je mehr Sie über Ihren Körper wissen, desto besser können Sie ihn unterstützen.

- **Prävention statt Reaktion**: Handeln Sie bevor Krankheiten entstehen, statt nur auf Symptome zu reagieren.

- **Ernährung als Medizin nutzen**: Die richtigen Nährstoffe können viele Beschwerden lindern oder sogar verhindern.

- **Bewusste Entscheidungen treffen**: Vermeiden Sie schädliche Gewohnheiten, die Ihrer Gesundheit langfristig schaden.

- **Auf die Körpersignale hören**: Müdigkeit, Schmerzen oder Verdauungsprobleme sind oft Warnsignale – nehmen Sie sie ernst.

Wie Sie Gesundheitsverantwortung in Ihren Alltag integrieren

Es gibt viele einfache, aber effektive Wege, um bewusster mit der eigenen Gesundheit umzugehen. Hier sind einige praktische Maßnahmen, die Sie sofort umsetzen können:

1. Ihre Ernährung bewusst gestalten

- Reduzieren Sie verarbeitete Lebensmittel und setzen Sie auf natürliche, nährstoffreiche Kost.
- Erhöhen Sie den Anteil an magnesiumreichen Lebensmitteln wie Nüsse, Samen, grünes Gemüse und Vollkornprodukte.
- Achten Sie auf eine ausreichende Flüssigkeitszufuhr – am besten mit mineralstoffreichem Wasser.

2. Bewegung und Sport gezielt nutzen

- Integrieren Sie mehr Bewegung in Ihren Alltag – auch kurze Spaziergänge helfen bereits.

- Kräftigungsübungen können helfen, Gelenke und Muskeln zu schützen.
- Magnesium kann Muskelverspannungen nach dem Sport reduzieren.

3. Mentale Gesundheit stärken

- Stressreduktion durch Meditation, Atemtechniken oder bewusstes Entspannen.
- Achtsamkeit und Dankbarkeit trainieren – ein positiver Fokus verbessert die Lebensqualität.
- Magnesium kann helfen, das Nervensystem zu stabilisieren und innere Ruhe zu fördern.

4. Auf eine ganzheitliche Balance achten

- Schlafprioritäten setzen: Mindestens 7–8 Stunden qualitativ hochwertiger Schlaf sind essenziell.
- Regelmäßige Regenerationsphasen einplanen, um Körper und Geist zu entspannen.
- Bewusst digitale Detox-Zeiten einführen – weniger Bildschirmzeit hilft, Stress zu reduzieren.

Erfolgsgeschichten – Wie bewusste
Gesundheitsverantwortung Leben verändert

Fallbeispiel 1: Mehr Energie und weniger Schmerzen durch Magnesium

Petra, 54 Jahre, litt seit Jahren unter chronischer Müdigkeit und Gelenkschmerzen. Nachdem sie begann, ihren Magnesiumspiegel gezielt zu optimieren, erlebte sie eine deutliche Verbesserung ihrer Energielevels und eine Reduktion der Schmerzen um über 60 %.

Fallbeispiel 2: Stressbewältigung und bessere Schlafqualität

Thomas, 45 Jahre, kämpfte mit stressbedingtem Bluthochdruck und Schlafproblemen. Durch eine Kombination aus Magnesiumergänzung, bewusster Ernährung und Atemtechniken konnte er seinen Blutdruck stabilisieren und schläft seitdem wieder tief und erholsam.

Fallbeispiel 3: Mentale Klarheit und Leistungsfähigkeit steigern

Sandra, 38 Jahre, fühlte sich geistig erschöpft und hatte Konzentrationsprobleme. Nachdem sie auf eine magnesiumreiche Ernährung umstellte und sich bewusste Pausen gönnte, verbesserte sich ihre geistige Leistungsfähigkeit enorm.

Fazit: Ihre Gesundheit liegt in Ihren Händen

Gesundheit ist keine Frage des Glücks – sie ist das Ergebnis bewusster Entscheidungen. Indem Sie Verantwortung für Ihre eigene Gesundheit übernehmen, geben Sie Ihrem Körper die besten Voraussetzungen für ein langes, vitales Leben.

Nutzen Sie die Kraft von Magnesium und anderen essenziellen Nährstoffen, um:

✓ Ihre Energie zu steigern

✓ Ihren Stresslevel zu senken

✓ Schmerzen und Verspannungen zu reduzieren

✓ Ihre mentale Leistungsfähigkeit zu verbessern

✓ Ihre Schlafqualität zu optimieren

✓ Herz und Kreislauf gesund zu halten

Der beste Zeitpunkt, um Ihre Gesundheitsreise zu beginnen, ist jetzt. Treffen Sie noch heute bewusste Entscheidungen für ein gesundes, erfülltes Leben!

Kapitel 1: ARTHROSE, OSTEOPOROSE, RHEUMA MUSS NICHT SEIN

Warum diese Krankheiten weit verbreitet sind – und trotzdem vermeidbar

Arthrose, Osteoporose und Rheuma gehören zu den häufigsten chronischen Erkrankungen weltweit. Millionen von Menschen leiden unter Schmerzen, eingeschränkter Beweglichkeit und einer sinkenden Lebensqualität. Doch während diese Krankheiten oft als unausweichlicher Teil des Alterns betrachtet werden, zeigen wissenschaftliche Erkenntnisse, dass sie nicht nur vermeidbar sind, sondern in vielen Fällen sogar rückgängig gemacht oder gelindert werden können.

Die entscheidenden Faktoren bei der Entstehung dieser Erkrankungen sind:

- **Nährstoffmangel**, insbesondere Magnesiummangel

- **Chronische Entzündungen**, die den Gelenkverschleiß beschleunigen

- **Übersäuerung des Körpers**, die den Mineralstoffhaushalt stört

- **Bewegungsmangel**, der den Abbau von Knochen und Knorpel begünstigt

- **Hormonelle Veränderungen**, die eine wichtige Rolle für die Knochengesundheit spielen

Die moderne Medizin konzentriert sich häufig auf die Behandlung von Symptomen, indem Schmerzmittel oder entzündungshemmende Medikamente verschrieben werden. Doch diese unterdrücken oft nur die Beschwerden, ohne die zugrunde liegenden Ursachen zu beheben. Die gute Nachricht ist: Wenn wir verstehen, wie diese Krankheiten entstehen, können wir aktiv gegen sie vorgehen und unsere Gesundheit gezielt verbessern.

Die Rolle von Magnesium im Knochenstoffwechsel

Warum ist Magnesium so wichtig für Knochen und Gelenke?

Magnesium ist ein unverzichtbarer Mineralstoff, der für über 600 enzymatische Prozesse im Körper notwendig ist. Besonders im Zusammenhang mit Arthrose, Osteoporose und Rheuma spielt es eine entscheidende Rolle:

- **Knochenaufbau**: Magnesium ist essenziell für die Bildung und Stabilität der Knochen. Es aktiviert Vitamin D und steuert den Kalziumstoffwechsel.

- **Schutz vor Verkalkungen**: Ohne ausreichend Magnesium kann Kalzium nicht richtig in die Knochen eingelagert werden und führt stattdessen zu Verkalkungen in den Arterien und Gelenken.

> **Knorpelgesundheit**: Magnesium trägt zur Produktion von Knorpelgewebe bei und schützt die Gelenke vor Abnutzung.

> **Entzündungshemmung**: Magnesium hat stark entzündungshemmende Eigenschaften und kann so rheumatische Beschwerden lindern.

> **Muskelentspannung**: Muskelverspannungen können Schmerzen in den Gelenken verstärken. Magnesium entspannt die Muskulatur und sorgt für eine bessere Beweglichkeit.

Das Problem der modernen Ernährung

Viele Menschen haben einen chronischen Magnesiummangel, ohne es zu wissen. Unsere modernen Ernährungsgewohnheiten enthalten oft zu wenig Magnesium, während gleichzeitig ein Übermaß an Kalzium konsumiert wird – beispielsweise durch Milchprodukte und Nahrungsergänzungsmittel.

Ein unausgewogenes Verhältnis von Kalzium zu Magnesium kann jedoch langfristig zu Knochenschwäche, Gelenkproblemen und Entzündungen führen. Die Lösung? Mehr Magnesium in die Ernährung integrieren!

Entzündungen als Ursache: Wie Magnesium als natürlicher Entzündungshemmer wirkt

Chronische Entzündungen sind die Hauptursache vieler degenerativer Gelenkerkrankungen. Sie führen dazu, dass:

- Knorpel schneller abgebaut wird (Arthrose)

- Knochenmasse verringert wird (Osteoporose)

- Gelenke dauerhaft geschädigt werden (Rheuma)

Magnesium wirkt **auf mehreren Ebenen entzündungshemmend**:

1. **Senkung des C-reaktiven Proteins (CRP)**: CRP ist ein Marker für Entzündungen im Körper. Studien zeigen, dass ein hoher Magnesiumspiegel mit niedrigeren CRP-Werten korreliert.

2. **Regulation des Immunsystems**: Magnesium hilft, überschießende Immunreaktionen zu verhindern, die oft mit rheumatoider Arthritis oder Autoimmunerkrankungen verbunden sind.

3. **Schutz vor oxidativem Stress**: Freie Radikale können die Zellen schädigen und Entzündungen auslösen. Magnesium neutralisiert diese schädlichen Moleküle und schützt so das Gewebe.

4. **Verbesserung der Zellfunktion**: Gesunde Zellen sind widerstandsfähiger gegen Entzündungen und Abbauprozesse.

Wer regelmäßig Magnesium zuführt, kann langfristig Entzündungen reduzieren und seine Gelenke besser schützen.

Praxisbeispiele und Erfolgsgeschichten

Erfolgsgeschichte 1: Arthrose-Schmerzen drastisch reduziert

Maria, 62 Jahre, litt seit Jahren unter Arthrose in den Knien. Sie nahm täglich Schmerzmittel, doch ihre Beschwerden verschlimmerten sich weiter. Nachdem sie ihre Magnesiumzufuhr durch Magnesium-Chlorid erhöhte, bemerkte sie nach wenigen Wochen eine deutliche Verbesserung ihrer Beweglichkeit. Die Schmerzen gingen zurück, und sie konnte wieder längere Spaziergänge unternehmen.

Erfolgsgeschichte 2: Osteoporose gestoppt

Johann, 70 Jahre, erhielt die Diagnose Osteoporose. Sein Arzt empfahl Kalziumpräparate, doch seine Knochendichte verschlechterte sich weiter. Erst als er begann, Magnesium in Kombination mit Vitamin D und K2 einzunehmen, stabilisierte sich seine Knochendichte, und sein Risiko für Frakturen sank erheblich.

Erfolgsgeschichte 3: Rheuma-Schübe drastisch reduziert

Sabine, 55 Jahre, hatte schwere rheumatische Schübe. Sie litt unter chronischen Entzündungen und steifen Gelenken. Seitdem sie Magnesium in ihre Ernährung integriert und entzündungsfördernde Lebensmittel reduziert hat, hat sich ihre Beweglichkeit verbessert, und die Schmerzintensität hat um 50 % abgenommen.

Wie Sie Magnesium gezielt nutzen können

Magnesium kann auf verschiedene Weise in den Alltag integriert werden:

1. Nahrung als natürliche Magnesiumquelle nutzen

Zu den besten Magnesiumlieferanten gehören:

- ✓ Grünes Blattgemüse (z. B. Spinat, Mangold)

- ✓ Nüsse und Samen (z. B. Mandeln, Kürbiskerne)

- ✓ Vollkornprodukte

- ✓ Kakao und dunkle Schokolade

- ✓ Hülsenfrüchte

2. Magnesium-Chlorid als Nahrungsergänzungsmittel

Magnesium-Chlorid hat eine besonders hohe Bioverfügbarkeit und kann in Wasser gelöst eingenommen oder äußerlich als Magnesium-Öl angewendet werden. Die tägliche Einnahme kann dabei helfen, Mangelerscheinungen schnell auszugleichen.

3. Äußerliche Anwendung von Magnesium-Öl oder Bädern

Eine effektive Möglichkeit, Magnesium aufzunehmen, ist die transdermale Anwendung:

- Magnesium-Öl direkt auf schmerzende Gelenke auftragen

- Magnesium-Bäder zur Entspannung und Schmerzlinderung nutzen

Fazit: Ihre Gelenke und Knochen brauchen Magnesium!

Arthrose, Osteoporose und Rheuma sind keine unausweichlichen Alterserscheinungen. Sie entstehen oft durch chronischen Nährstoffmangel und entzündliche Prozesse, die vermeidbar sind. Magnesium kann als natürliches Heilmittel helfen, Schmerzen zu reduzieren, Entzündungen zu bekämpfen und die Gesundheit von Knochen und Gelenken langfristig zu schützen.

Wer frühzeitig auf eine ausreichende Magnesiumversorgung achtet, kann nicht nur Schmerzen vermeiden, sondern auch seine Lebensqualität erheblich steigern. Starten Sie noch heute – Ihre Gesundheit liegt in Ihren Händen!

Kapitel 2: MAGNESIUM-CHLORID KANN ABER NOCH SEHR VIEL MEHR

Ein essenzieller Mineralstoff mit ungeahnten Fähigkeiten

Magnesium-Chlorid ist weit mehr als nur ein Nahrungsergänzungsmittel – es ist ein wahres Multitalent für die Gesundheit. Während viele Menschen Magnesium lediglich mit Muskelentspannung oder Knochengesundheit verbinden, zeigt die Forschung, dass dieser Mineralstoff eine entscheidende Rolle in zahlreichen biologischen Prozessen spielt. Tatsächlich ist Magnesium an über 600 enzymatischen Reaktionen beteiligt und beeinflusst alles, von der Energieproduktion bis zur DNA-Reparatur.

Viele Menschen leiden an einem versteckten Magnesiummangel, ohne es zu wissen. Die Symptome sind oft unspezifisch – von chronischer Müdigkeit über Kopfschmerzen bis hin zu Schlafstörungen. Doch die Auswirkungen eines Magnesiummangels können gravierend sein. In diesem Kapitel erfahren Sie, wie Magnesium-Chlorid weit über die Muskelentspannung hinausgeht und sich positiv auf fast alle Organsysteme auswirken kann.

1. Magnesium-Chlorid als Energiebooster

Warum fühlen sich viele Menschen ständig müde?

Energie ist der Schlüssel zu einem aktiven und erfüllten Leben. Doch immer mehr Menschen leiden unter chronischer Müdigkeit, Energielosigkeit und einem allgemeinen Gefühl der Erschöpfung. Häufig werden diese Symptome fälschlicherweise mit Schlafmangel oder Stress erklärt – doch in Wahrheit steckt oft ein Magnesiummangel dahinter.

Magnesium ist ein zentraler Bestandteil der ATP-Produktion (Adenosintriphosphat), die als Hauptenergiequelle unseres Körpers dient. Ohne ausreichend Magnesium kann ATP nicht effektiv gebildet werden, was dazu führt, dass sich viele Menschen kraftlos und erschöpft fühlen.

Wie Magnesium-Chlorid Ihre Energie steigern kann

✓ Fördert die ATP-Produktion in den Mitochondrien
✓ Reduziert Stress, der die Energiereserven des Körpers erschöpft
✓ Verbessert den Sauerstofftransport zu den Zellen
✓ Unterstützt die Zellregeneration und damit eine schnellere Erholung nach Belastung

Viele Menschen, die ihre Magnesiumzufuhr erhöhen, berichten von einer spürbaren Verbesserung ihres Energielevels innerhalb weniger Tage.

2. Magnesium für das Nervensystem: Stressreduktion und mentale Klarheit

Wie Magnesium das Nervensystem beruhigt

Stress ist in der heutigen Zeit allgegenwärtig. Doch während kurzfristiger Stress kein Problem darstellt, kann chronischer Stress gravierende gesundheitliche Folgen haben. Magnesium spielt eine entscheidende Rolle in der Regulation des Nervensystems und hilft, den Körper in einen entspannten Zustand zu versetzen.

Magnesium wirkt als natürlicher Gegenspieler zu Kalzium, das für die Aktivierung von Nervenzellen verantwortlich ist. Ein Ungleichgewicht zwischen diesen beiden Mineralstoffen kann dazu führen, dass Nervenzellen übererregt sind – was zu Stress, Angst und Nervosität führen kann.

Wie Magnesium-Chlorid Ihre mentale Gesundheit fördert

- ✓ Reduziert die Ausschüttung von Cortisol, dem Stresshormon
- ✓ Fördert die Bildung von Serotonin („Glückshormon"), was die Stimmung verbessert
- ✓ Verbessert die Schlafqualität und reduziert Einschlafprobleme
- ✓ Unterstützt die Konzentrationsfähigkeit und geistige Klarheit

Menschen mit stressbedingten Beschwerden wie Angststörungen oder Panikattacken profitieren besonders von einer ausreichenden Magnesiumversorgung.

3. Magnesium für ein starkes Immunsystem

Warum das Immunsystem Magnesium braucht

Ein starkes Immunsystem ist essenziell, um den Körper vor Infektionen, Viren und anderen Krankheitserregern zu schützen. Magnesium spielt hierbei eine Schlüsselrolle, da es direkt an der Funktion der Immunzellen beteiligt ist und das Gleichgewicht zwischen Entzündungsreaktionen und Heilprozessen im Körper reguliert.

Wie Magnesium-Chlorid das Immunsystem stärkt

✓ Fördert die Produktion weißer Blutkörperchen, die Krankheitserreger bekämpfen
✓ Reduziert übermäßige Entzündungsreaktionen und schützt vor Autoimmunerkrankungen
✓ Unterstützt die Zellregeneration und fördert die Wundheilung
✓ Verbessert die Funktion des Darms, der eine zentrale Rolle im Immunsystem spielt

Ein optimaler Magnesiumspiegel kann dazu beitragen, Infekte seltener und milder verlaufen zu lassen.

4. Magnesium für die Herzgesundheit

Wie Magnesium das Herz-Kreislauf-System schützt

Herz-Kreislauf-Erkrankungen gehören zu den häufigsten Todesursachen weltweit. Wissenschaftliche Studien zeigen, dass Magnesiummangel ein wesentlicher Risikofaktor für Bluthochdruck, Herzrhythmusstörungen und Arteriosklerose ist. Magnesium sorgt dafür, dass die Blutgefäße entspannt bleiben und die Durchblutung optimiert wird.

Wie Magnesium-Chlorid das Herz unterstützt

✓ Reguliert den Blutdruck und beugt Bluthochdruck vor
✓ Reduziert das Risiko von Herzrhythmusstörungen
✓ Fördert die Elastizität der Blutgefäße und schützt vor Arterienverkalkung
✓ Unterstützt die Sauerstoffversorgung des Herzmuskels

Viele Kardiologen empfehlen inzwischen Magnesium als natürliche Maßnahme zur Unterstützung der Herzgesundheit.

5. Magnesium für eine gesunde Verdauung

Wie Magnesium die Verdauung unterstützt

Verdauungsbeschwerden wie Verstopfung, Blähungen oder Magenschmerzen sind weit verbreitet. Magnesium hat eine entspannende Wirkung auf die Muskulatur des Verdauungstraktes und kann helfen, den Stuhlgang zu regulieren und Magen-Darm-Probleme zu lindern.

Wie Magnesium-Chlorid die Verdauung verbessert

✓ Fördert die Darmperistaltik und hilft gegen Verstopfung
✓ Entspannt die glatte Muskulatur des Verdauungstrakts
✓ Unterstützt eine gesunde Darmflora
✓ Reduziert säurebedingte Beschwerden wie Sodbrennen

Viele Menschen berichten, dass sie durch die Einnahme von Magnesium ihre Verdauung nachhaltig verbessern konnten.

Fazit: Magnesium-Chlorid als Schlüssel zu ganzheitlicher Gesundheit

Magnesium-Chlorid ist weit mehr als nur ein Mineralstoff – es ist ein unverzichtbares Element für nahezu alle Körperfunktionen. Ob Energieproduktion, Stressbewältigung, Herzgesundheit oder Immunabwehr – eine ausreichende Magnesiumzufuhr kann Ihr Wohlbefinden drastisch verbessern.

Wenn Sie bisher Magnesium nur mit Muskelentspannung in Verbindung gebracht haben, dann ist es an der Zeit, den gesamten gesundheitlichen Nutzen dieses Wunderminerals zu entdecken. Beginnen Sie noch heute damit, Magnesium bewusst in Ihre tägliche Routine zu integrieren – Ihr Körper wird es Ihnen danken!

Kapitel 3: Der Schmerzkiller Vitamin B

Warum Vitamin-B-Komplex für Ihren Körper unverzichtbar ist

Schmerzen sind für viele Menschen ein alltäglicher Begleiter – sei es durch Muskelverspannungen, Nervenschmerzen, Gelenkbeschwerden oder chronische Erkrankungen. Während Schmerzmittel oft nur die Symptome unterdrücken, bietet die richtige Nährstoffversorgung eine Möglichkeit, Schmerzen an der Wurzel zu bekämpfen. Eine entscheidende Rolle spielt dabei Vitamin B.

Vitamin-B-Komplex besteht aus acht essenziellen Vitaminen, die an einer Vielzahl von Stoffwechselprozessen beteiligt sind. Sie sind essenziell für Nerven, Muskeln, Gehirn, Immunabwehr und Zellstoffwechsel. Doch viele Menschen leiden unbemerkt an einem Vitamin-B-Mangel, der nicht nur Müdigkeit und Konzentrationsprobleme verursacht, sondern auch chronische Schmerzen verstärken kann.

1. Die Bedeutung von Vitamin B für das Nervensystem

Wie Vitamin B Nervenschmerzen lindert

Das Nervensystem ist eng mit der Schmerzempfindung verbunden. Ein Mangel an B-Vitaminen kann dazu führen, dass Nerven überreizt oder geschädigt werden, was sich in Form von

Kribbeln, Taubheitsgefühlen oder starken Schmerzen äußern kann.

> **Vitamin B1 (Thiamin)**: Unterstützt die Nervenfunktion und schützt vor Entzündungen, die Nervenschmerzen auslösen können.

> **Vitamin B6 (Pyridoxin)**: Reduziert Überreizungen der Nerven und hilft, Entzündungen zu bekämpfen.

> **Vitamin B12 (Cobalamin)**: Ist essenziell für die Regeneration der Nervenhüllen. Ein Mangel kann zu starken Nervenschmerzen und Neuropathien führen.

Studien zeigen, dass eine ausreichende Zufuhr von Vitamin B12 chronische Nervenschmerzen reduzieren kann, insbesondere bei Menschen mit Diabetes, Multipler Sklerose oder Bandscheibenvorfällen.

2. Vitamin B für Muskelentspannung und Schmerzlinderung

Muskelkrämpfe und Verspannungen durch Vitamin-B-Mangel

Viele Menschen leiden unter schmerzhaften Muskelverspannungen oder Krämpfen. Diese entstehen oft durch einen gestörten Energiestoffwechsel der Muskeln, der wiederum durch einen Vitamin-B-Mangel begünstigt wird.

- ➢ **Vitamin B2 (Riboflavin)**: Fördert die Energieproduktion in den Muskeln und beugt Verspannungen vor.

- ➢ **Vitamin B5 (Pantothensäure)**: Unterstützt die körpereigene Produktion von Cortisol, das entzündungshemmend wirkt und Schmerzen lindert.

- ➢ **Vitamin B3 (Niacin)**: Verbessert die Durchblutung der Muskeln und hilft bei Muskelsteifheit.

Eine ausreichende Versorgung mit B-Vitaminen sorgt dafür, dass Muskeln geschmeidig bleiben, Krämpfe reduziert werden und Schmerzen gar nicht erst entstehen.

3. Die Rolle von Vitamin B bei Entzündungen und Gelenkschmerzen

Entzündungen als Hauptursache für chronische Schmerzen

Viele Schmerzen, insbesondere bei Arthrose, Rheuma oder Fibromyalgie, sind auf chronische Entzündungen zurückzuführen. Vitamin B hat entzündungshemmende Eigenschaften und kann den Körper dabei unterstützen, entzündliche Prozesse zu regulieren.

- ➢ **Vitamin B6 (Pyridoxin)**: Hemmt Entzündungen in den Gelenken und unterstützt die Bildung entzündungshemmender Botenstoffe.

- ➢ **Vitamin B9 (Folsäure)**: Schützt Zellen vor oxidativem Stress und trägt zur Regeneration von geschädigtem Gewebe bei.

- ➢ **Vitamin B12 (Cobalamin)**: Fördert die Zellreparatur und hilft, schmerzhafte Entzündungsreaktionen zu lindern.

Menschen mit rheumatischen Erkrankungen profitieren häufig von einer höheren Zufuhr dieser Vitamine, da sie entzündliche Prozesse im Körper verlangsamen und Schmerzen reduzieren.

4. Vitamin B für mehr Energie und weniger Erschöpfung

Warum Vitamin-B-Mangel zu Müdigkeit und Erschöpfung führt

Viele Menschen, die unter chronischen Schmerzen leiden, fühlen sich zusätzlich erschöpft und energielos. Das liegt daran, dass Schmerzen viel Energie verbrauchen und der Körper versucht, sich ständig zu regenerieren. Vitamin B spielt eine Schlüsselrolle bei der Energieproduktion.

- ➢ **Vitamin B1 (Thiamin)**: Unterstützt die Mitochondrien bei der Umwandlung von Nahrung in Energie.

- ➢ **Vitamin B7 (Biotin)**: Wichtig für den Fett- und Kohlenhydratstoffwechsel, hilft bei der Stabilisierung des Blutzuckerspiegels.

➢ **Vitamin B5 (Pantothensäure)**: Fördert die Produktion von Hormonen, die Stress regulieren und Energiereserven mobilisieren.

Durch eine gezielte Supplementierung mit B-Vitaminen können viele Menschen ihre Energielevels nachhaltig steigern und sich weniger erschöpft fühlen.

5. Vitamin B für Gehirn und mentale Leistungsfähigkeit

Warum ein Vitamin-B-Mangel Konzentrationsprobleme verursacht

Vitamin B ist nicht nur für Nerven und Muskeln wichtig, sondern auch für das Gehirn. Ein Mangel kann zu Konzentrationsstörungen, Vergesslichkeit oder sogar Depressionen führen.

➢ **Vitamin B6 (Pyridoxin)**: Fördert die Produktion von Neurotransmittern wie Serotonin und Dopamin, die für eine ausgeglichene Stimmung sorgen.

➢ **Vitamin B9 (Folsäure)**: Unterstützt die Gehirnzellen bei der Zellteilung und schützt vor Gedächtnisverlust.

➢ **Vitamin B12 (Cobalamin)**: Essenziell für die Bildung von Myelin, das die Nerven schützt und die kognitive Funktion verbessert.

Eine ausreichende Zufuhr dieser Vitamine kann dazu beitragen, mentale Klarheit und geistige Leistungsfähigkeit zu erhalten und das Risiko für Demenz zu senken.

6. Natürliche Quellen für Vitamin B – Wie Sie Ihre Versorgung sicherstellen

Welche Lebensmittel sind reich an B-Vitaminen?

Glücklicherweise gibt es eine Vielzahl von Lebensmitteln, die reich an Vitamin B sind:

Vitamin B1: Vollkornprodukte, Hülsenfrüchte, Nüsse

Vitamin B2: Milchprodukte, Eier, grünes Gemüse

Vitamin B3: Fisch, Geflügel, Erdnüsse

Vitamin B5: Avocados, Sonnenblumenkerne, Eier

Vitamin B6: Bananen, Kartoffeln, Lachs

Vitamin B7: Nüsse, Haferflocken, Eigelb

Vitamin B9: Blattgemüse, Brokkoli, Linsen

Vitamin B12: Fleisch, Fisch, Eier, Milchprodukte (Vegane Alternativen: angereicherte Lebensmittel oder Nahrungsergänzungsmittel)

Fazit: Vitamin B als natürlicher Schmerzkiller

Vitamin B ist viel mehr als nur ein „Energie-Vitamin" – es ist ein essenzieller Bestandteil für Nervengesundheit, Muskelentspannung, Entzündungshemmung und mentale Leistungsfähigkeit. Viele Menschen mit chronischen Schmerzen können ihre Beschwerden durch eine gezielte Zufuhr von Vitamin-B-Komplex deutlich reduzieren.

Wenn Sie unter Nervenschmerzen, Muskelkrämpfen, Gelenkbeschwerden oder Müdigkeit leiden, sollten Sie Ihre Vitamin-B-Versorgung überprüfen und gegebenenfalls optimieren. Ihr Körper wird es Ihnen danken – mit mehr Energie, weniger Schmerzen und einer besseren Lebensqualität!

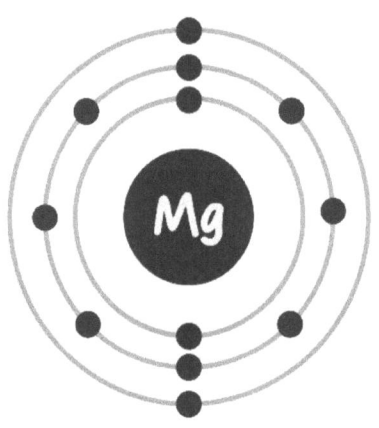

Kapitel 4: Keine Osteoporose mehr? Wie geht das?

Osteoporose ist kein Schicksal – Sie können aktiv vorbeugen

Osteoporose gehört zu den häufigsten Volkskrankheiten weltweit und betrifft insbesondere ältere Menschen, vor allem Frauen nach der Menopause. Doch während viele glauben, dass Osteoporose eine unvermeidliche Alterserscheinung ist, zeigen wissenschaftliche Erkenntnisse, dass Knochenschwund vermeidbar und sogar teilweise rückgängig machbar ist – wenn wir verstehen, welche Faktoren zur Knochengesundheit beitragen.

Unsere Knochen sind ein lebendiges Gewebe, das sich ständig erneuert. Der Körper baut Knochenmasse auf und ab, abhängig von unserer Ernährung, unserem Lebensstil und unserer Versorgung mit essenziellen Nährstoffen wie Magnesium, Kalzium, Vitamin D, K2 und weiteren Mineralstoffen.

In diesem Kapitel erfahren Sie, wie Sie Ihre Knochen stärken können, um Osteoporose vorzubeugen oder sogar zu stoppen.

1. Was ist Osteoporose und wie entsteht sie?

Definition und Ursachen

Osteoporose bedeutet wörtlich „poröser Knochen" und bezeichnet eine Erkrankung, bei der die Knochendichte und -qualität abnimmt, wodurch das Risiko für Knochenbrüche steigt. Die Hauptursachen für Osteoporose sind:

- **Nährstoffmangel** – insbesondere Magnesium, Kalzium, Vitamin D und K2

- **Hormonelle Veränderungen** – Östrogenmangel nach der Menopause

- **Bewegungsmangel** – fehlende Belastung der Knochen schwächt die Knochendichte

- **Übersäuerung des Körpers** – eine unausgewogene Ernährung entzieht den Knochen Mineralstoffe

- **Chronische Entzündungen** – begünstigen den Knochenabbau

- **Medikamenteneinnahme** – Kortison und andere Medikamente können die Knochenstruktur schwächen

Die gute Nachricht ist: Osteoporose muss nicht zwangsläufig auftreten, und wenn sie diagnostiziert wird, gibt es natürliche Wege, die Knochen zu regenerieren und zu stärken.

2. Die Rolle von Magnesium für starke Knochen

Warum Magnesium wichtiger ist als Kalzium

Lange Zeit galt Kalzium als der wichtigste Nährstoff für gesunde Knochen. Doch neuere Forschungen zeigen, dass Magnesium mindestens genauso wichtig, wenn nicht sogar noch entscheidender ist.

Warum? Magnesium reguliert den Kalziumstoffwechsel und sorgt dafür, dass Kalzium in den Knochen eingelagert wird, anstatt sich in den Arterien oder Weichteilen abzulagern. Ohne genügend Magnesium kann Kalzium nicht richtig verarbeitet werden, was zu Verkalkungen in den Gefäßen und zu einer erhöhten Osteoporose-Gefahr führt.

Wie Magnesium den Knochenaufbau unterstützt

- **Aktiviert Vitamin D**, das für die Kalziumaufnahme unerlässlich ist

- **Stimuliert die Bildung von Osteoblasten**, den knochenaufbauenden Zellen

- **Verhindert die übermäßige Aktivität von Osteoklasten**, die für den Knochenabbau verantwortlich sind

- **Verbessert die Elastizität der Knochen** und reduziert das Risiko für Knochenbrüche

Viele Menschen, die unter Osteoporose leiden, haben einen chronischen Magnesiummangel, der oft übersehen wird. Die gezielte Einnahme von Magnesium – am besten in Form von Magnesium-Chlorid – kann helfen, die Knochendichte zu verbessern und die Knochen langfristig zu stärken.

3. Die Synergie von Vitamin D, K2 und Kalzium

Warum diese Kombination entscheidend ist

Magnesium allein reicht nicht aus, um Osteoporose zu verhindern – es muss mit den richtigen Partnern kombiniert werden:

- **Vitamin D3**: Fördert die Kalziumaufnahme aus dem Darm und verbessert die Knochendichte.

- **Vitamin K2**: Steuert, wo Kalzium im Körper abgelagert wird, und verhindert gefährliche Verkalkungen.

- **Kalzium**: Ist zwar wichtig, muss aber in einem gesunden Verhältnis zu Magnesium stehen.

Wie Sie diese Nährstoffe optimal kombinieren

1. **Magnesium als Basis**: Ohne Magnesium kann Kalzium nicht richtig verwertet werden.

2. **Vitamin D ergänzen**: Am besten täglich durch Sonnenlicht oder in Tropfenform einnehmen.

3. **Vitamin K2 hinzufügen**: Besonders wichtig, wenn Sie zusätzlich Kalzium aufnehmen.

Diese Kombination hat sich als besonders wirksam bei der Verhinderung und sogar teilweisen Umkehrung von Osteoporose erwiesen.

4. Bewegung: Der Schlüssel zu starken Knochen

Warum Sport für die Knochendichte essenziell ist

Unsere Knochen brauchen mechanische Belastung, um stark zu bleiben. Ohne Bewegung baut sich die Knochenmasse ab. Studien zeigen, dass regelmäßiges Krafttraining, Gehen und sogar Springen die Knochendichte verbessern können.

Die besten Übungen für starke Knochen sind:

- Krafttraining – stimuliert die Knochenneubildung

- Widerstandstraining (z. B. mit Gummibändern) – erhöht die Stabilität der Knochen

- Gehen und Wandern – besonders gut für ältere Menschen

- Springübungen (z. B. Seilspringen) – eine der effektivsten Methoden zur Stärkung der Knochen

Schon 20-30 Minuten Bewegung pro Tag können helfen, Knochenmasse aufzubauen und Osteoporose vorzubeugen.

5. Ernährung: Welche Lebensmittel Ihre Knochen stärken

Eine knochenfreundliche Ernährung sollte reich an Magnesium, Vitamin D, K2, Kalzium und Antioxidantien sein. Gute Lebensmittelquellen sind:

- **Magnesium**: Nüsse, Samen, grünes Blattgemüse, Vollkornprodukte

- **Vitamin D**: Fisch, Eigelb, Pilze, Sonneneinstrahlung

- **Vitamin K2**: Fermentierte Lebensmittel, Natto, Käse

- **Kalzium**: Mandeln, Sesam, Brokkoli, Grünkohl

- **Antioxidantien**: Beeren, Kurkuma, Ingwer (schützen die Knochen vor oxidativem Stress)

Durch eine gezielte Ernährungsumstellung können Sie Ihre Knochen auf natürliche Weise stärken.

Fazit: Sie haben Ihre Knochengesundheit selbst in der Hand!

Osteoporose ist kein unausweichliches Schicksal. Mit den richtigen Maßnahmen können Sie Ihre Knochengesundheit aktiv verbessern und das Risiko für Knochenbrüche minimieren.

- Erhöhen Sie Ihre Magnesiumzufuhr, um Kalzium richtig zu verwerten.

- Nutzen Sie die Synergie von Vitamin D, K2 und Kalzium für maximale Knochenstärke.

- Bewegen Sie sich täglich, um Ihre Knochenmasse zu erhalten und aufzubauen.

- Essen Sie eine nährstoffreiche Ernährung, die Ihre Knochen mit allen wichtigen Bausteinen versorgt.

Der beste Zeitpunkt, Ihre Knochengesundheit zu verbessern, ist jetzt. Beginnen Sie heute mit kleinen Veränderungen – Ihre Knochen werden es Ihnen danken!

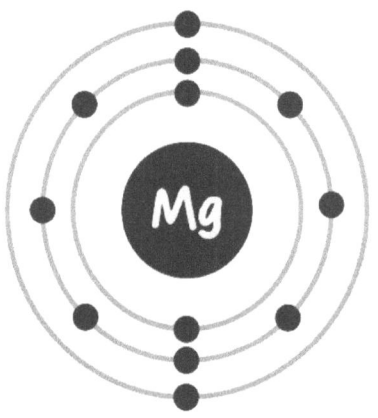

Kapitel 5: Was tut Magnesium-Chlorid?

Das vergessene Wundermineral

Magnesium ist ein essenzieller Mineralstoff, der in über 600 biochemischen Prozessen im Körper eine entscheidende Rolle spielt. Obwohl die meisten Menschen Magnesium mit Muskelentspannung oder Krampfprävention in Verbindung bringen, hat es weitaus umfassendere Auswirkungen auf die Gesundheit. Magnesium-Chlorid ist eine der besten Formen, um diesen Nährstoff aufzunehmen, da es eine hohe Bioverfügbarkeit hat und sowohl innerlich als auch äußerlich angewendet werden kann.

In diesem Kapitel erfahren Sie, welche beeindruckenden Wirkungen Magnesium-Chlorid auf den Körper hat und warum es in der modernen Gesundheitsvorsorge unverzichtbar ist.

1. Magnesium-Chlorid für das Nervensystem

Warum Magnesium für Nerven und Gehirn unverzichtbar ist

Unser Nervensystem ist auf eine ausgeglichene Magnesiumversorgung angewiesen, um reibungslos zu funktionieren. Ein Mangel kann zu Stress, Reizbarkeit, Schlafstörungen und Angstzuständen führen.

Wie Magnesium-Chlorid das Nervensystem unterstützt:

✓ Reguliert die Funktion von Neurotransmittern und reduziert Nervosität

✓ Fördert die Entspannung der Nerven und schützt vor Überreizung

✓ Verbessert die Schlafqualität durch eine erhöhte Produktion von Melatonin

✓ Reduziert das Risiko von stressbedingten Erkrankungen wie Burnout oder Depressionen

Viele Menschen berichten, dass sie durch die regelmäßige Einnahme von Magnesium-Chlorid eine bessere geistige Klarheit, mehr Gelassenheit und weniger Stresssymptome erleben.

2. Magnesium-Chlorid für die Muskulatur und den Bewegungsapparat

Muskelentspannung und Schmerzreduktion

Einer der bekanntesten Effekte von Magnesium ist seine Fähigkeit, Muskeln zu entspannen und Krämpfe zu verhindern. Magnesium-Chlorid spielt eine Schlüsselrolle in der Regulation von Muskelkontraktionen und beugt Verspannungen vor.

Wie Magnesium-Chlorid hilft:

- ✓ Lindert Muskelkrämpfe und Verspannungen
- ✓ Fördert die Regeneration nach körperlicher Anstrengung
- ✓ Unterstützt Sportler bei der Muskelentspannung
- ✓ Reduziert Schmerzen durch Muskelverhärtungen

Ein Magnesiummangel kann zu schmerzhaften Krämpfen, Muskelzittern und allgemeiner Erschöpfung führen. Viele Sportler nutzen Magnesium-Chlorid, um ihre Muskeln nach dem Training zu entspannen und die Regeneration zu verbessern.

3. Magnesium-Chlorid für das Herz-Kreislauf-System

Warum Ihr Herz Magnesium braucht

Magnesium ist für eine gesunde Herzfunktion unerlässlich. Es reguliert den Herzrhythmus, schützt die Blutgefäße und reduziert das Risiko für Herz-Kreislauf-Erkrankungen.

Wie Magnesium-Chlorid das Herz schützt:

- Reguliert den Blutdruck und schützt vor Bluthochdruck

- Fördert die Durchblutung und reduziert das Risiko von Arteriosklerose

- Stabilisiert den Herzrhythmus und beugt Herzrhythmusstörungen vor

- Reduziert das Risiko für Herzinfarkte und Schlaganfälle

Ein Magnesiummangel ist oft mit Herz-Kreislauf-Erkrankungen verbunden. Studien zeigen, dass eine regelmäßige Einnahme von Magnesium das Risiko für Bluthochdruck und Herzinfarkte deutlich senken kann.

4. Magnesium-Chlorid für die Verdauung und den Stoffwechsel

Warum Magnesium die Verdauung unterstützt

Magnesium-Chlorid hat eine positive Wirkung auf den Magen-Darm-Trakt. Es unterstützt die Darmperistaltik und hilft, Verstopfung zu lindern.

Wie Magnesium-Chlorid die Verdauung verbessert:

- ✓ Fördert die Bewegung des Darms und beugt Verstopfung vor
- ✓ Unterstützt eine gesunde Darmflora
- ✓ Reguliert den Säure-Basen-Haushalt und reduziert Sodbrennen
- ✓ Hilft bei der Entgiftung des Körpers

Viele Menschen, die unter Verdauungsproblemen leiden, profitieren von Magnesium-Chlorid, da es die Darmtätigkeit anregt und eine natürliche Alternative zu chemischen Abführmitteln darstellt.

5. Magnesium-Chlorid als natürlicher Entzündungshemmer

Warum Entzündungen die Ursache vieler Krankheiten sind

Entzündungen spielen eine zentrale Rolle bei zahlreichen chronischen Erkrankungen wie Arthritis, Diabetes, Herzerkrankungen und Autoimmunerkrankungen. Magnesium-Chlorid kann helfen, Entzündungen zu reduzieren und das Immunsystem zu stabilisieren.

Wie Magnesium-Chlorid Entzündungen reduziert:

✓ Reguliert die Immunantwort und reduziert übermäßige Entzündungen

✓ Senkt den CRP-Wert (C-reaktives Protein), einen Marker für Entzündungen

✓ Unterstützt die Regeneration von Gewebe und Gelenken

✓ Reduziert oxidative Schäden durch freie Radikale

Magnesium ist ein natürlicher Entzündungshemmer und kann helfen, chronische Schmerzen und Gelenkbeschwerden langfristig zu lindern.

6. Magnesium-Chlorid für die Haut und äußerliche Anwendung

Warum Magnesium auch über die Haut wirkt

Neben der innerlichen Einnahme kann Magnesium-Chlorid auch über die Haut aufgenommen werden, steht aber in der Wirkung ganz klar an zweiter Stelle. **Daher empfehle ich Ihnen, wenn Sie gesundheitlich TOP-Ergebnisse erzielen wollen, die orale Einnahme.** Diese Methode wird besonders bei Muskelverspannungen, Hautproblemen und Stress eingesetzt.

Wie Magnesium-Chlorid äußerlich wirkt:

✓ Löst Muskelverspannungen und lindert Schmerzen

✓ Fördert die Heilung von Hautirritationen, Ekzemen und Akne

✓ Wirkt entspannend bei Stress und Nervosität

✓ Kann als Magnesium-Öl oder in Bädern angewendet werden

Viele Menschen berichten, dass Magnesium-Öl als Massageöl hilft, Schmerzen zu lindern und Verspannungen zu lösen.

Fazit: Magnesium-Chlorid als Schlüssel zur ganzheitlichen Gesundheit

Magnesium-Chlorid ist weit mehr als nur ein Nahrungsergänzungsmittel – es ist ein essenzieller Baustein für ein gesundes

Leben. Von der Unterstützung des Nervensystems über die Regulierung des Herz-Kreislauf-Systems bis hin zur Reduktion von Entzündungen – Magnesium ist ein wahres Multitalent für den Körper.

➢ Nutzen Sie Magnesium-Chlorid, um Ihre Gesundheit aktiv zu verbessern.

➢ Achten Sie auf eine regelmäßige Zufuhr, um Mangelerscheinungen zu vermeiden.

➢ Kombinieren Sie Magnesium mit einer gesunden Ernährung und Bewegung für optimale Ergebnisse.

Der beste Zeitpunkt, um mit Magnesium-Chlorid zu beginnen, ist jetzt – Ihr Körper wird es Ihnen danken!

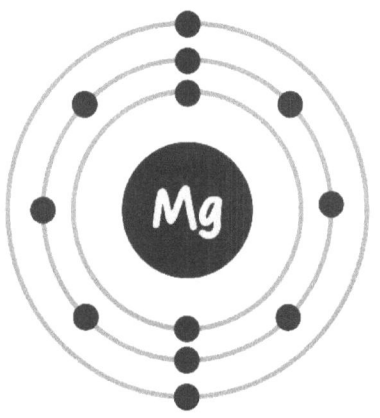

Kapitel 6: Magnesium-Chlorid kann...

Die unterschätzte Kraft von Magnesium-Chlorid

Magnesium ist eines der wichtigsten Mineralien für den menschlichen Körper und dennoch eines der meist unterschätzten. Magnesium-Chlorid, eine der bioverfügbarsten Formen von Magnesium, hat eine Vielzahl von gesundheitlichen Vorteilen, die über die übliche Vorstellung hinausgehen, dass es nur für die Muskelentspannung gut ist.

Doch was genau kann Magnesium-Chlorid?

In diesem Kapitel erfahren Sie, wie Magnesium-Chlorid Ihre Gesundheit auf verschiedenen Ebenen unterstützen kann – von der Zellregeneration über das Immunsystem bis hin zur psychischen Balance. Wissenschaftlich belegte Erkenntnisse und praktische Anwendungen machen es zu einem unverzichtbaren Bestandteil eines gesunden Lebensstils.

1. Magnesium-Chlorid kann den Energiestoffwechsel optimieren

Energie ist das Fundament für ein aktives Leben. Viele Menschen leiden unter chronischer Müdigkeit, die oft mit einem unentdeckten Magnesiummangel zusammenhängt. Magnesium-Chlorid spielt eine zentrale Rolle im Energiestoffwechsel und sorgt dafür, dass der Körper ATP (Adenosintriphosphat), seine wichtigste Energiequelle, effizient nutzen kann.

Wie Magnesium-Chlorid den Energiestoffwechsel unterstützt:

✓ Fördert die ATP-Produktion in den Mitochondrien

✓ Reduziert Erschöpfung und Müdigkeit

✓ Unterstützt die Zellregeneration nach körperlicher und
geistiger Anstrengung

✓ Verbessert die Sauerstoffnutzung im Gewebe

Wer sich oft müde und antriebslos fühlt, kann durch eine gezielte Magnesiumzufuhr seine Energie nachhaltig steigern.

2. Magnesium-Chlorid kann das Immunsystem stärken

Ein starkes Immunsystem ist essenziell, um den Körper vor Infektionen, Viren und Entzündungen zu schützen. Magnesium ist ein wichtiger Faktor für eine gesunde Immunfunktion, da es an der Produktion und Aktivierung von Immunzellen beteiligt ist.

Wie Magnesium-Chlorid das Immunsystem unterstützt:

✓ Fördert die Produktion weißer Blutkörperchen

✓ Reguliert Entzündungsreaktionen und schützt vor Autoimmunerkrankungen

✓ Unterstützt die Darmgesundheit, die eine zentrale Rolle in der Immunabwehr spielt

✓ Verbessert die Abwehrkräfte gegen Infekte

Ein chronischer Magnesiummangel kann das Immunsystem schwächen, was zu häufigen Infekten und längeren Erholungszeiten führt.

3. Magnesium-Chlorid kann Entzündungen hemmen

Chronische Entzündungen sind die Hauptursache vieler Zivilisationskrankheiten, darunter Arthritis, Diabetes, Herz-Kreislauf-Erkrankungen und sogar neurodegenerative Erkrankungen. Magnesium-Chlorid wirkt als natürlicher Entzündungshemmer und kann dabei helfen, Entzündungsprozesse im Körper zu regulieren.

Wie Magnesium-Chlorid Entzündungen reduziert:

✓ Senkt den CRP-Wert (C-reaktives Protein), einen Marker für Entzündungen

✓ Blockiert entzündungsfördernde Zytokine

✓ Reduziert oxidative Schäden durch freie Radikale

✓ Unterstützt die Regeneration entzündeter Gewebe

Durch seine entzündungshemmenden Eigenschaften kann Magnesium-Chlorid helfen, chronische Schmerzen zu lindern und die Lebensqualität zu verbessern.

4. Magnesium-Chlorid kann das Herz-Kreislauf-System schützen

Herz-Kreislauf-Erkrankungen sind weltweit die häufigste Todesursache. Magnesium spielt eine zentrale Rolle bei der Regulierung des Herzrhythmus, des Blutdrucks und der Gefäßgesundheit.

Wie Magnesium-Chlorid das Herz schützt:

✓ Reguliert den Blutdruck und schützt vor Bluthochdruck

✓ Fördert die Elastizität der Blutgefäße

✓ Reduziert das Risiko für Arteriosklerose

✓ Stabilisiert den Herzrhythmus und beugt Herzrhythmusstörungen vor

Eine regelmäßige Magnesiumzufuhr kann das Risiko für Herzinfarkte, Schlaganfälle und Bluthochdruck deutlich reduzieren.

5. Magnesium-Chlorid kann den Blutzuckerspiegel stabilisieren

Diabetes ist eine der größten gesundheitlichen Herausforderungen unserer Zeit. Magnesium spielt eine Schlüsselrolle im Kohlenhydratstoffwechsel und kann helfen, den Blutzuckerspiegel zu stabilisieren.

Wie Magnesium-Chlorid den Blutzucker reguliert:

✓ Verbessert die Insulinsensitivität

✓ Fördert die Aufnahme von Glukose in die Zellen

✓ Reduziert das Risiko für Typ-2-Diabetes

✓ Unterstützt die Funktion der Bauchspeicheldrüse

Studien zeigen, dass Menschen mit einem hohen Magnesiumspiegel ein geringeres Risiko für Diabetes und metabolisches Syndrom haben.

6. Magnesium-Chlorid kann Stress und Angst reduzieren

Stress ist ein stiller Killer. Magnesium-Chlorid hilft, die Stresshormone Cortisol und Adrenalin zu regulieren und fördert einen entspannten Geisteszustand.

Wie Magnesium-Chlorid die mentale Gesundheit verbessert:

✓ Fördert die Produktion von Serotonin („Glückshormon")

✓ Reduziert Angstzustände und Panikattacken

✓ Verbessert die Schlafqualität und hilft gegen Schlafstörungen

✓ Stärkt die Widerstandskraft gegen Stress

Viele Menschen berichten, dass sie durch die regelmäßige Einnahme von Magnesium-Chlorid weniger gestresst sind und eine
bessere emotionale Balance finden.

7. Magnesium-Chlorid kann die Knochengesundheit verbessern

Osteoporose betrifft Millionen Menschen weltweit. Magnesium
ist essenziell für die Knochendichte, da es die Einlagerung von
Kalzium in den Knochen reguliert.

Wie Magnesium-Chlorid die Knochen stärkt:

✓ Aktiviert Vitamin D, das für die Kalziumaufnahme notwendig ist

✓ Fördert die Bildung von Osteoblasten (knochenaufbauende
Zellen)

✓ Reduziert das Risiko von Osteoporose und Knochenbrüchen

✓ Verbessert die Elastizität der Knochenstruktur

Eine ausreichende Magnesiumzufuhr kann helfen, den Knochen-schwund im Alter zu verlangsamen und die Knochengesundheit zu erhalten.

Fazit: Magnesium-Chlorid als Schlüssel zur ganzheitlichen Gesundheit

Magnesium-Chlorid ist weit mehr als nur ein Mineralstoff – es ist ein echter Gesundheitsbooster, der zahlreiche lebenswichtige Prozesse im Körper unterstützt. Egal, ob Sie Ihre Energie stei-gern, Ihr Immunsystem stärken, Entzündungen reduzieren oder Ihre Herzgesundheit verbessern möchten – Magnesium ist ein unverzichtbarer Baustein für Ihr Wohlbefinden.

Integrieren Sie Magnesium-Chlorid in Ihren Alltag und spüren Sie den Unterschied!

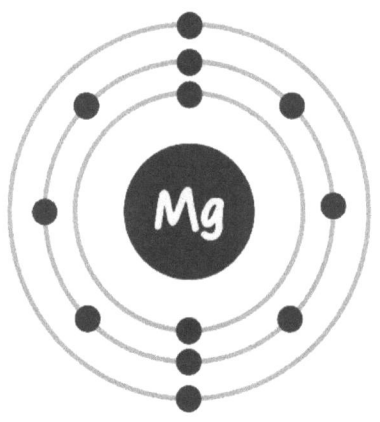

Kapitel 7: Ohne Magnesium können Zellen entarten

Die unsichtbare Gefahr eines Magnesiummangels

Magnesium ist ein essenzieller Mineralstoff, der in über 600 biochemischen Reaktionen im Körper eine Schlüsselrolle spielt. Dennoch wird seine Bedeutung oft unterschätzt, besonders wenn es um die Zellgesundheit und die Verhinderung von Zellveränderungen geht. Aktuelle wissenschaftliche Studien legen nahe, dass ein anhaltender Magnesiummangel nicht nur zu Stoffwechselstörungen führt, sondern auch das Risiko für Zellentartungen und schwere Erkrankungen wie Krebs erhöhen kann.

Doch warum ist Magnesium so wichtig für die Zellgesundheit?

Und wie kann ein Mangel an diesem Mineralstoff das Zellwachstum und die Zellteilung beeinträchtigen? In diesem Kapitel werden wir tief in die Auswirkungen eines Magnesiummangels auf zellulärer Ebene eintauchen und aufzeigen, warum eine ausreichende Magnesiumversorgung eine der einfachsten und wirkungsvollsten Maßnahmen zur Krankheitsprävention ist.

1. Magnesium als Schutzschild der Zellen

Wie Magnesium die Zellmembranen stabilisiert

Jede einzelne Zelle unseres Körpers ist von einer Zellmembran umgeben, die als Schutzbarriere dient. Magnesium spielt eine entscheidende Rolle bei der Stabilisierung dieser Membranen, indem es:

- ✓ Die Zellwände widerstandsfähiger gegen äußere Einflüsse macht
- ✓ Die Kommunikation zwischen den Zellen verbessert
- ✓ Das Eindringen von schädlichen Substanzen in die Zelle verhindert
- ✓ Den Flüssigkeitshaushalt der Zellen reguliert

Eine instabile Zellmembran macht die Zelle anfällig für oxidativen Stress, Entzündungen und unkontrolliertes Zellwachstum.

Magnesium als Regulator der Zellteilung

Gesunde Zellen haben die Fähigkeit, sich kontrolliert zu teilen und zu regenerieren. Wenn jedoch der Magnesiumspiegel im Körper zu niedrig ist, kann dies die Zellteilung negativ beeinflussen und:

- Unkontrollierte Zellwucherungen fördern
- Mutationen in der DNA begünstigen

- Den natürlichen Zelltod (Apoptose) verhindern
- Das Risiko für Krebserkrankungen erhöhen

Studien zeigen, dass ein optimaler Magnesiumspiegel das Risiko für Zellmutationen erheblich senken kann.

2. Magnesium und oxidativer Stress: Die stille Bedrohung für gesunde Zellen

Was ist oxidativer Stress?

Oxidativer Stress entsteht, wenn der Körper mehr freie Radikale produziert, als er neutralisieren kann. Diese instabilen Moleküle schädigen Zellstrukturen, Proteine und sogar die DNA, was langfristig zur Entstehung von Krebserkrankungen, neurodegenerativen Erkrankungen und Herz-Kreislauf-Problemen führen kann.

Wie Magnesium gegen oxidativen Stress schützt

✓ Fördert die Produktion von Antioxidantien wie Glutathion

✓ Reduziert DNA-Schäden durch freie Radikale

✓ Stabilisiert Mitochondrien, die „Energiekraftwerke" der Zellen

✓ Unterstützt den natürlichen Zellreparaturmechanismus

Ein chronischer Magnesiummangel kann dazu führen, dass der Körper nicht mehr in der Lage ist, freie Radikale effektiv zu neutralisieren, wodurch sich Zellschäden anhäufen und das Risiko für ernsthafte Erkrankungen steigt.

3. Magnesium als epigenetischer Modulator: Einfluss auf die DNA

Epigenetik – Das unsichtbare Steuerungssystem unserer Gene

Die Epigenetik ist ein revolutionäres Forschungsfeld, das zeigt, dass unsere Lebensweise und Ernährung direkten Einfluss auf unsere Gene haben. Magnesium wirkt als ein entscheidender epigenetischer Modulator, der die Aktivität von Genen beeinflussen kann.

Wie Magnesium die Genexpression reguliert

✓ Beeinflusst die DNA-Methylierung und damit die Gen-aktivität

✓ Fördert die Reparatur beschädigter DNA-Stränge

✓ Reduziert die Aktivität krebsfördernder Gene (Onkogene)

✓ Aktiviert schützende Gene, die das Zellwachstum kontrol-lieren

Eine unzureichende Magnesiumversorgung kann dazu führen, dass Zellen entarten und ihre normale Funktion verlieren, was langfristig das Krebsrisiko erhöht.

4. Magnesium und das Immunsystem: Schutz vor abnormalem Zellwachstum

Wie das Immunsystem entartete Zellen erkennt

Unser Immunsystem spielt eine entscheidende Rolle bei der Erkennung und Eliminierung von defekten oder mutierten Zellen. Spezialisierte Immunzellen wie NK-Zellen (Natürliche Killerzellen) und T-Lymphozyten spüren entartete Zellen auf und zerstören sie, bevor sie sich unkontrolliert vermehren können.

Magnesium als Unterstützer des Immunsystems

✓ Stärkt die Aktivität der Immunzellen

✓ Fördert die Produktion von Interferonen, die gegen Krebszellen wirken

✓ Reduziert entzündungsfördernde Zytokine

✓ Hilft dem Körper, mutierte Zellen frühzeitig zu eliminieren

Ein Mangel an Magnesium kann das Immunsystem schwächen, sodass es nicht mehr in der Lage ist, entartete Zellen rechtzeitig zu bekämpfen.

5. Magnesium in der Prävention von Krebserkrankungen

Studien zu Magnesium und Krebsprävention

Wissenschaftliche Studien zeigen, dass Menschen mit einem hohen Magnesiumspiegel ein geringeres Risiko für verschiedene Krebsarten haben. Magnesium wirkt als natürlicher Schutzschild, indem es:

- ✓ Die Zellteilung reguliert
- ✓ Oxidativen Stress reduziert
- ✓ Die Immunabwehr stärkt
- ✓ Die DNA-Integrität bewahrt

Praktische Maßnahmen zur Vorbeugung

- **Tägliche Magnesiumzufuhr sicherstellen** – durch Ernährung oder hochwertige Nahrungsergänzungsmittel

- **Stress vermeiden** – Magnesium reduziert Cortisol, das Zellalterung fördert

- **Ausreichend Bewegung** – fördert den Zellstoffwechsel und die Entgiftung

- **Antioxidantienreiche Ernährung** – unterstützt den Zellschutz

Fazit: Warum Magnesium ein lebenswichtiger Zellschutz ist

Ohne Magnesium sind unsere Zellen anfällig für Schäden, Mutationen und unkontrolliertes Wachstum. Dieses essenzielle Mineral ist nicht nur ein Muskelrelaxans oder ein Mittel gegen Krämpfe – es ist ein zentraler Schutzmechanismus für die Zellgesundheit und die Prävention schwerer Erkrankungen.

- Sorgen Sie für eine optimale Magnesiumzufuhr, um Ihre Zellen zu schützen.

- Nutzen Sie Magnesium-Chlorid als hoch bioverfügbare Form für maximale Wirkung.

- Kombinieren Sie Magnesium mit einem gesunden Lebensstil, um langfristig gesund zu bleiben.

Der beste Zeitpunkt, Ihre Zellen zu schützen, ist jetzt. Treffen Sie heute bewusste Entscheidungen für Ihre Gesundheit – Ihre Zellen werden es Ihnen danken!

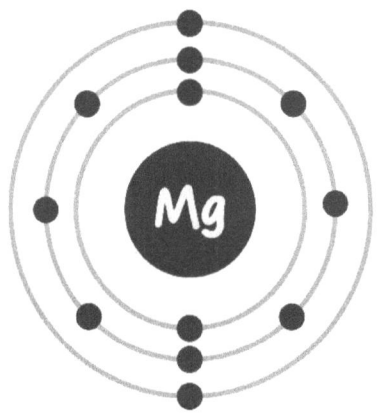

Kapitel 8: Magnesium-Chlorid kann bei Verbrennungen wahre Wunder wirken

Die unterschätzte Kraft von Magnesium-Chlorid bei Verbrennungen

Verbrennungen gehören zu den häufigsten Hautverletzungen und können von leichten Rötungen bis hin zu schweren Gewebeschäden reichen. Oft werden Verbrennungen mit klassischen Hausmitteln wie kaltem Wasser, Aloe Vera oder Salben behandelt. Doch was viele nicht wissen: Magnesium-Chlorid kann eine entscheidende Rolle in der Heilung und Regeneration verbrannter Haut spielen.

Studien zeigen, dass Magnesium eine entzündungshemmende, wundheilende und schmerzlindernde Wirkung hat. Besonders Magnesium-Chlorid, das leicht über die Haut aufgenommen wird, kann dabei helfen, Schmerzen zu lindern, Infektionen vorzubeugen und die Heilung erheblich zu beschleunigen.

1. Was passiert bei einer Verbrennung auf zellulärer Ebene?

Die drei Schweregrade von Verbrennungen

Verbrennungen werden in verschiedene Schweregrade eingeteilt, je nachdem, wie tief sie in das Gewebe eindringen:

- **Erste Grad:** Nur die oberste Hautschicht (Epidermis) ist betroffen. Die Haut ist gerötet und schmerzt, aber es entstehen keine Blasen.

- **Zweite Grad:** Die Verbrennung reicht tiefer in die Haut. Es bilden sich Blasen, und es können starke Schmerzen auftreten.

- **Dritte Grad:** Das Gewebe ist tief geschädigt, es kann zu Verkohlung und Taubheit kommen, da die Nerven zerstört sind.

Wie reagieren Zellen auf eine Verbrennung?

- **Freisetzung von Entzündungsstoffen:** Nach einer Verbrennung setzt der Körper Botenstoffe wie Prostaglandine frei, die Entzündungen fördern.

- **Erhöhter Wasserverlust:** Die Haut verliert ihre Schutzfunktion, wodurch das Gewebe austrocknet und anfälliger für Infektionen wird.

- **Zellstress und oxidative Schäden:** Freie Radikale greifen gesunde Zellen an, was die Heilung verzögert.

Hier setzt Magnesium-Chlorid an: Es wirkt als entzündungshemmender Schutzstoff, spendet Feuchtigkeit und beschleunigt die Zellregeneration.

2. Wie Magnesium-Chlorid die Heilung von Verbrennungen fördert

1. Entzündungshemmung und Schmerzlinderung

Magnesium ist bekannt für seine entzündungshemmenden Eigenschaften. Nach einer Verbrennung kommt es oft zu einer Überreaktion des Immunsystems, die zu weiteren Schäden führen kann. Magnesium-Chlorid reguliert diese Immunantwort und reduziert übermäßige Entzündungen.

- ✓ Blockiert entzündungsfördernde Enzyme und senkt die Prostaglandin-Produktion.
- ✓ Lindert Schmerzsignale, indem es die Nervenreizweiterleitung hemmt.
- ✓ Verhindert übermäßige Schwellungen und reduziert Rötungen.

2. Förderung der Zellregeneration

Magnesium ist essenziell für die Zellteilung und die Bildung neuer Hautzellen. Magnesium-Chlorid unterstützt die Heilung auf mehreren Ebenen:

- ✓ Regt die Produktion von Kollagen und Elastin an, die für eine geschmeidige Haut notwendig sind.
- ✓ Beschleunigt die Wundheilung, indem es Fibroblasten stimuliert, die für die Geweberegeneration verantwortlich sind.

✓ Schützt vor Narbenbildung, indem es die Haut mit Feuchtigkeit versorgt und geschmeidig hält.

3. Schutz vor Infektionen

Eine der größten Gefahren bei Verbrennungen ist eine Infektion. Da die Haut als Barriere gegen Bakterien und Viren geschädigt ist, besteht ein erhöhtes Risiko für Wundinfektionen. Magnesium-Chlorid hat natürliche antimikrobielle Eigenschaften und kann Infektionen vorbeugen.

- Hindert Bakterien und Pilze am Wachstum.

- Fördert die Bildung gesunder Hautzellen, die Keime schneller abwehren.

- Reguliert den pH-Wert der Haut, sodass Krankheitserreger keine optimalen Bedingungen vorfinden.

3. Wie Magnesium-Chlorid richtig bei Verbrennungen angewendet wird

1. Magnesium-Spray oder Lösung für die Sofortbehandlung

Nach einer Verbrennung kann Magnesium-Chlorid als Spray oder verdünnte Lösung direkt auf die betroffene Stelle aufgetragen werden. Dies hat mehrere Vorteile:

✓ Kühlt die Haut sofort und reduziert den Schmerz.

✓ Wirkt direkt auf die geschädigten Zellen ein und beschleunigt die Heilung.

✓ Versorgt die Haut mit Feuchtigkeit und beugt Trockenheit vor.

2. Magnesium-Bäder zur Unterstützung der Heilung

Bei größeren Verbrennungen oder flächigen Hautirritationen kann ein Magnesiumbad helfen:

✓ Reduziert Entzündungen im gesamten Körper.

✓ Fördert die Durchblutung und beschleunigt die Regeneration.

✓ Lindert Juckreiz und Spannungsgefühle.

3. Magnesium-Cremes für die Langzeitpflege

Nach der Akutphase sollte die Haut weiterhin gepflegt werden. Magnesium-Cremes helfen:

✓ Narbenbildung zu reduzieren.

✓ Die Elastizität der Haut wiederherzustellen.

✓ Die Hautbarriere zu stärken.

4. Studien und wissenschaftliche Erkenntnisse zur Wirkung von Magnesium-Chlorid bei Verbrennungen

Wissenschaftlich belegte Vorteile von Magnesium bei Hautverletzungen

- **Studie 1:** Forscher fanden heraus, dass Magnesium-Wundauflagen die Heilungszeit von Verbrennungen um bis zu 30 % verkürzen können.

- **Studie 2:** Magnesiumpräparate reduzieren die Freisetzung entzündungsfördernder Zytokine und fördern die Hautregeneration.

- **Studie 3:** Magnesium-Bäder verbesserten die Hautdurchblutung und halfen, Narbenbildungen zu minimieren.

Fazit: Magnesium-Chlorid als natürliches Heilmittel bei Verbrennungen

Magnesium-Chlorid ist ein hochwirksames, natürliches Mittel zur Behandlung von Verbrennungen, das weit mehr kann als nur die Symptome zu lindern. Es fördert aktiv die Heilung, reduziert Entzündungen, schützt vor Infektionen und verbessert die Hautstruktur langfristig.

- Nutzen Sie Magnesium-Chlorid-Spray oder -Lösungen zur Erstversorgung von Verbrennungen.

- Setzen Sie auf Magnesium-Bäder, um großflächige Hautirritationen schneller zu heilen.

- Pflegen Sie Ihre Haut mit Magnesium-Cremes, um Narbenbildung zu verhindern und die Regeneration zu unterstützen.

Ihre Haut ist Ihr größtes Organ – schützen und unterstützen Sie sie mit der Kraft von Magnesium-Chlorid!

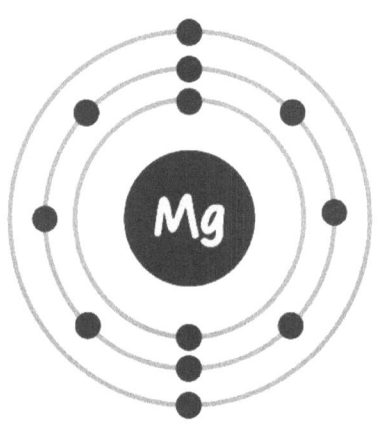

Kapitel 9: Magnesium im Boden

Warum Magnesium für den Boden lebenswichtig ist

Magnesium ist nicht nur für den menschlichen Körper essenziell, sondern auch für Pflanzen und den Boden. Es spielt eine entscheidende Rolle in der Photosynthese, dem Nährstofftransport und der Bodenfruchtbarkeit. Ohne ausreichend Magnesium im Boden leiden Pflanzen unter Wachstumsstörungen, niedrigen Erträgen und geringerer Nährstoffqualität – mit direkten Auswirkungen auf die gesamte Nahrungskette.

Doch moderne landwirtschaftliche Praktiken haben dazu geführt, dass viele Böden Magnesiummangel aufweisen, was langfristig zu Nährstoffdefiziten in unseren Lebensmitteln führt. In diesem Kapitel erfahren Sie, wie Magnesium im Boden funktioniert, warum viele Böden erschöpft sind und welche Maßnahmen ergriffen werden können, um die Bodenqualität zu verbessern.

1. Die Rolle von Magnesium in der Bodenfruchtbarkeit

Warum ist Magnesium für Pflanzen so wichtig?

Magnesium ist ein essenzieller Bestandteil des Chlorophylls, des grünen Farbstoffs in Pflanzen, der für die Photosynthese verantwortlich ist. Ohne Magnesium können Pflanzen kein Sonnenlicht in Energie umwandeln, was zu Wachstumsstörungen und Ertragsverlusten führt.

- **Photosynthese:** Magnesium ist das zentrale Atom im Chlorophyll-Molekül.

- **Nährstoffaufnahme:** Es reguliert die Aufnahme anderer essenzieller Nährstoffe wie Kalzium, Kalium und Phosphor.

- **Bodenstruktur:** Magnesium stabilisiert Ton- und Humuspartikel und verbessert die Bodenstruktur.

- **Wurzelwachstum:** Es fördert eine gesunde Wurzelentwicklung und hilft Pflanzen, Wasser effizient aufzunehmen.

Wie erkennt man Magnesiummangel im Boden?

Magnesiummangel zeigt sich oft durch gelbliche oder rötliche Verfärbungen der Blätter, insbesondere bei älteren Blättern. Typische Symptome sind:

- **Chlorose** – die Blätter vergilben, während die Blattadern grün bleiben.

- **Langsames Wachstum** – Pflanzen bleiben kleiner als gewöhnlich.

- **Geringere Widerstandskraft** – Pflanzen sind anfälliger für Krankheiten und Schädlingsbefall.

- **Geringere Fruchtqualität** – Ernteerträge sind kleiner und weniger nährstoffreich.

2. Warum viele Böden heutzutage magnesiumarm sind

Moderne Landwirtschaft und Magnesiumverarmung

In den letzten Jahrzehnten hat die intensive Landwirtschaft dazu geführt, dass viele Böden ausgezehrt sind. Magnesium wird oft nicht ausreichend ersetzt, da viele Düngemittel sich auf Stickstoff, Phosphor und Kalium konzentrieren, während Magnesium vernachlässigt wird.

- **Übermäßiger Einsatz von Kunstdünger**: Viele konventionelle Dünger enthalten wenig bis kein Magnesium.

- **Monokulturen und Bodenerosion**: Der Anbau der gleichen Pflanzen entzieht dem Boden Magnesium, ohne dass es zurückgeführt wird.

- **Säurebelastung der Böden**: Versauerung durch sauren Regen oder intensive Düngung kann Magnesium aus dem Boden auswaschen.

- **Übermäßige Kalziumzufuhr**: Ein Ungleichgewicht zwischen Kalzium und Magnesium kann dazu führen, dass Pflanzen Magnesium schlechter aufnehmen können.

Welche Böden sind besonders anfällig für Magnesiummangel?

- **Leichte Sandböden:** Magnesium wird durch Regen leicht ausgewaschen.

- **Saure Böden:** Hohe Säuregehalte blockieren die Magnesiumaufnahme.

- **Intensiv genutzte Agrarböden:** Magnesium wird durch ständigen Anbau erschöpft.

3. Wie Magnesiumdünger den Boden verbessert

Welche Magnesiumdünger gibt es?

Es gibt verschiedene Möglichkeiten, Magnesium wieder in den Boden einzubringen. Die Wahl des richtigen Düngers hängt von der Bodenart und den vorhandenen Nährstoffverhältnissen ab.

- **Magnesiumsulfat (Bittersalz):** Wasserlöslich und schnell wirksam, besonders für sandige Böden geeignet.

- **Dolomitkalk:** Eine Kombination aus Magnesium und Kalzium, ideal für saure Böden.

- **Kieserit:** Ein langsam löslicher Magnesiumdünger, der langfristig wirkt.

- **Magnesiumchlorid:** Gut löslich und besonders effektiv in tropischen Böden mit hohem Natriumgehalt.

Wie wird Magnesium richtig ausgebracht?

- **Blattdüngung:** Magnesium kann als Lösung direkt auf die Blätter gesprüht werden.

- **Bodendüngung:** In granulärer oder pulverisierter Form wird Magnesium gleichmäßig auf dem Feld verteilt.

- **Kombination mit organischem Material:** Die Mischung mit Kompost oder Mist verbessert die Aufnahme durch Pflanzen.

4. Auswirkungen von Magnesium auf Pflanzenwachstum und Erträge

Magnesiumreiche Böden führen zu:

- **Besseren Erträgen:** Höhere Produktivität bei Getreide, Obst und Gemüse.

- **Höherer Nährstoffdichte:** Magnesium fördert die Bildung von Vitaminen und Enzymen in Pflanzen.

- **Bessere Stressresistenz:** Pflanzen sind widerstandsfähiger gegen Trockenheit und Krankheiten.

- **Verbesserte Bodenstruktur:** Magnesium stabilisiert Ton-Humus-Komplexe und verbessert die Wasserspeicherung.

Beispielhafte Studien zur Wirkung von Magnesium auf Pflanzenwachstum

- **Studie 1:** Magnesium-Düngung führte zu 20 % höheren Erträgen bei Weizen.

- **Studie 2:** Obstbäume mit ausreichender Magnesiumversorgung bildeten größere und geschmacklich intensivere Früchte.

- **Studie 3:** Magnesiumreiche Böden förderten das Wachstum von Leguminosen und verbesserten die Stickstofffixierung.

5. Magnesiummangel in Böden und seine Auswirkungen auf unsere Ernährung

Warum magnesiumarme Böden uns krank machen können

Wenn Böden magnesiumarm sind, enthalten auch die darauf wachsenden Pflanzen weniger Magnesium – und das wirkt sich direkt auf unsere Gesundheit aus. Viele Menschen leiden heute unter einem latenten Magnesiummangel, weil unsere Lebensmittel weniger nährstoffreich sind als noch vor 100 Jahren.

- Geringerer Magnesiumgehalt in Getreide und Gemüse

- Schlechtere Nährstoffaufnahme im Körper durch nährstoffarme Böden

- Höheres Risiko für Magnesiummangel-Symptome wie Muskelkrämpfe, Stress und Herzprobleme

Die Verbesserung der Böden ist daher nicht nur für Landwirte, sondern für die gesamte Gesellschaft von entscheidender Bedeutung.

Fazit: Warum wir unsere Böden mit Magnesium anreichern müssen

Magnesium ist ein essenzieller Baustein für gesunde Pflanzen, fruchtbare Böden und eine nährstoffreiche Ernährung. Die moderne Landwirtschaft hat viele Böden ausgelaugt, doch mit den richtigen Maßnahmen kann die Magnesiumversorgung wiederhergestellt werden.

- Landwirte sollten gezielt Magnesiumdünger einsetzen, um Erträge und Qualität zu verbessern.

- Gärtner können durch Kompost und natürliche Dünger ihre Böden anreichern.

- Bewusste Ernährung mit magnesiumreichen Lebensmitteln gleicht Defizite aus.

Gesunde Böden bedeuten gesunde Pflanzen – und letztlich gesunde Menschen!

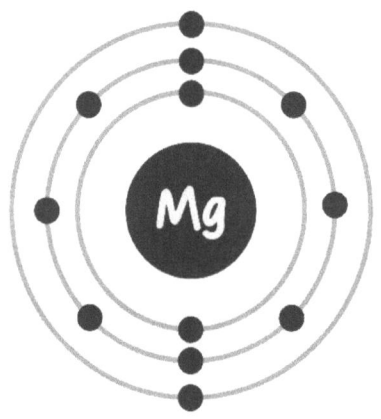

Kapitel 10: Wichtige Magnesium-Quellen

Warum eine ausreichende Magnesiumversorgung entscheidend ist

Magnesium ist einer der essenziellsten Mineralstoffe für den menschlichen Körper und spielt eine Schlüsselrolle in über 600 enzymatischen Reaktionen. Trotz seiner Bedeutung leiden viele Menschen an einem chronischen Magnesiummangel, oft ohne es zu wissen. Müdigkeit, Muskelkrämpfe, Schlafprobleme und sogar Herz-Kreislauf-Erkrankungen können auf eine unzureichende Magnesiumaufnahme zurückzuführen sein.

Glücklicherweise gibt es zahlreiche natürliche Quellen für Magnesium, die dazu beitragen können, den täglichen Bedarf auf gesunde Weise zu decken. In diesem Kapitel erfahren Sie, welche Lebensmittel, Wasserquellen und Nahrungsergänzungsmittel besonders reich an Magnesium sind und wie Sie eine optimale Versorgung sicherstellen können.

1. Magnesiumreiche Lebensmittel

1.1. Grünes Blattgemüse – Die natürliche Magnesiumquelle

Grünes Blattgemüse gehört zu den besten natürlichen Quellen für Magnesium, da es viel Chlorophyll enthält – eine Verbindung, in der Magnesium eine zentrale Rolle spielt.

- **Spinat (79 mg pro 100 g)** – eine der besten natürlichen Magnesiumquellen
- **Mangold (81 mg pro 100 g)** – reich an Ballaststoffen und Magnesium
- **Grünkohl (47 mg pro 100 g)** – stärkt das Immunsystem und die Knochengesundheit
- **Petersilie (50 mg pro 100 g)** – unterstützt die Verdauung und den Stoffwechsel

1.2. Nüsse und Samen – Kleine Kraftpakete voller Magnesium

Nüsse und Samen enthalten hohe Mengen an Magnesium sowie gesunde Fette und Antioxidantien.

- **Kürbiskerne (534 mg pro 100 g)** – eine der besten Magnesiumquellen überhaupt
- **Mandeln (268 mg pro 100 g)** – fördern die Herzgesundheit und die Gehirnfunktion
- **Cashewkerne (292 mg pro 100 g)** – reich an Magnesium und Eiweiß
- **Sonnenblumenkerne (325 mg pro 100 g)** – enthalten zusätzlich Vitamin E

1.3. Vollkornprodukte – Magnesium aus natürlichen Kohlenhydraten

Vollkornprodukte sind eine ausgezeichnete Magnesiumquelle, da das Mineral hauptsächlich in den äußeren Schichten des Korns vorkommt.

- **Haferflocken (177 mg pro 100 g)** – ideal für ein nährstoffreiches Frühstück
- **Brauner Reis (44 mg pro 100 g)** – enthält auch wertvolle Ballaststoffe
- **Quinoa (197 mg pro 100 g)** – eine proteinreiche Alternative zu Getreide
- **Buchweizen (231 mg pro 100 g)** – gut für die Verdauung und das Herz-Kreislauf-System

1.4. Hülsenfrüchte – Pflanzliche Eiweißquellen mit hohem Magnesiumgehalt

Hülsenfrüchte sind nicht nur reich an Proteinen, sondern enthalten auch hohe Mengen an Magnesium.

- **Linsen (36 mg pro 100 g)** – gut für den Blutzuckerspiegel
- **Kichererbsen (48 mg pro 100 g)** – liefern Magnesium und pflanzliches Eiweiß
- **Schwarze Bohnen (60 mg pro 100 g)** – gut für die Darmgesundheit

- **Erbsen (33 mg pro 100 g)** – reich an Ballaststoffen und Vitaminen

1.5. Kakao und Bitterschokolade – Magnesium für das Nervensystem

Dunkle Schokolade und roher Kakao sind überraschend magnesiumreich und können eine wohlschmeckende Ergänzung sein.

- **Rohkakao (499 mg pro 100 g)** – enthält Antioxidantien und Magnesium
- **Bitterschokolade (327 mg pro 100 g, ab 70 % Kakaoanteil)** – gut für das Herz-Kreislauf-System

2. Magnesiumreiches Wasser – Die unterschätzte Quelle

Nicht nur Lebensmittel, sondern auch Trinkwasser kann eine wichtige Magnesiumquelle sein. Besonders **mineralstoffreiches Wasser** enthält oft hohe Mengen an Magnesium.

- Magnesiumreiches Mineralwasser (50–150 mg pro Liter)
- Heilwässer mit über 100 mg Magnesium pro Liter
- Quellwasser aus magnesiumreichen Gesteinen

Da viele Menschen zu wenig magnesiumhaltiges Wasser trinken, kann die Wahl des richtigen Mineralwassers einen großen Unterschied in der täglichen Magnesiumaufnahme machen.

3. Magnesium als Nahrungsergänzung – Wann es sinnvoll ist

Wann sollte Magnesium supplementiert werden?

In einigen Fällen kann es schwierig sein, den Magnesiumbedarf allein durch die Ernährung zu decken. Eine Nahrungsergänzung kann sinnvoll sein bei:

- **Stress und hoher körperlicher Belastung** – Magnesiumbedarf steigt unter Stress

- **Magen-Darm-Erkrankungen** – verringerte Magnesiumaufnahme im Darm

- **Sportlern** – erhöhter Verlust durch Schwitzen

- **Schwangerschaft und Stillzeit** – erhöhter Bedarf

- **Älteren Menschen** – oft geringere Magnesiumaufnahme aus Lebensmitteln

Welche Magnesiumpräparate sind empfehlenswert?

Es gibt viele verschiedene Magnesiumverbindungen, die unterschiedlich gut vom Körper aufgenommen werden:

- **Magnesium-Citrat:** Sehr gut bioverfügbar, gut für Muskeln und Nerven

- **Magnesium-Malat:** Unterstützt den Energiestoffwechsel

- **Magnesium-Glycinat:** Besonders gut verträglich für Magen und Darm

- **Magnesium-Chlorid:** Besonders gut für die äußerliche Anwendung

Fazit: Die beste Strategie für eine optimale Magnesiumversorgung

Eine ausreichende Magnesiumzufuhr ist essenziell für Energie, Muskelgesundheit, Nervensystem und Stoffwechsel. Eine Kombination aus:

- **Magnesiumreichen Lebensmitteln** (grünes Gemüse, Nüsse, Vollkornprodukte)

- **Magnesiumreichem Wasser** (Heil- und Mineralwasser)

- **Gezielter Nahrungsergänzung** (falls notwendig)

stellt sicher, dass Sie täglich genügend Magnesium aufnehmen und langfristig von den gesundheitlichen Vorteilen profitieren. Sorgen Sie für eine bewusste Ernährung – Ihr Körper wird es Ihnen danken!

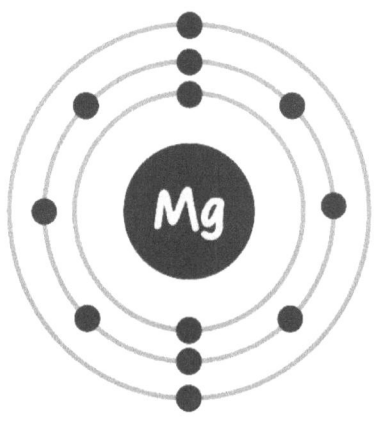

Kapitel 11: Anwendungs-TIPPS und die tägliche Dosis

Die richtige Anwendung von Magnesium für maximale Wirkung

Magnesium ist eines der wichtigsten Mineralstoffe für unsere Gesundheit. Doch viele Menschen wissen nicht, wie sie Magnesium optimal einnehmen können, um die bestmöglichen gesundheitlichen Vorteile zu erzielen. Je nach Lebenssituation, Ernährungsgewohnheiten und gesundheitlichen Bedürfnissen variiert die optimale Dosierung. Zudem gibt es unterschiedliche Formen der Magnesiumaufnahme – oral, transdermal und über die Ernährung.

In diesem Kapitel erfahren Sie, wie Sie Magnesium richtig anwenden, welche Dosierungen empfehlenswert sind und welche Fehler Sie vermeiden sollten.

1. Die richtige Tagesdosis – Wie viel Magnesium braucht der Körper?

Empfohlene Tagesdosis nach Altersgruppe und Geschlecht

Die tägliche Magnesiumzufuhr hängt von verschiedenen Faktoren wie Alter, Geschlecht und individuellen Bedürfnissen ab. Hier sind die offiziellen Empfehlungen:

Altersgruppe	Empfohlene tägliche Magnesiumzufuhr (mg)
Säuglinge (0–6 Monate)	30–40 mg
Kinder (1–3 Jahre)	80 mg
Kinder (4–8 Jahre)	130 mg
Jugendliche (9–13 Jahre)	240 mg
Männer (14–18 Jahre)	410 mg
Frauen (14–18 Jahre)	360 mg
Männer (19–30 Jahre)	400 mg
Frauen (19–30 Jahre)	310 mg
Männer (31+ Jahre)	420 mg
Frauen (31+ Jahre)	320 mg
Schwangere	350–400 mg
Stillende Mütter	310–360 mg

Individuelle Anpassung:

- **Sportler, Menschen mit Stress oder Krämpfen** haben oft einen höheren Bedarf (bis zu 600 mg täglich).

- **Ältere Menschen** nehmen oft weniger Magnesium aus der Nahrung auf und benötigen möglicherweise eine zusätzliche

Ergänzung.

- **Menschen mit Erkrankungen wie Diabetes oder Magen-Darm-Problemen** verlieren oft mehr Magnesium über den Urin oder durch eine verringerte Aufnahme.

Ergänzend darf ich noch hinzufügen, dass das NUR Zahlen sind! Wenn Sie es genau wissen wollen, wieviel Magnesium Ihr Körper täglich benötigt, müssen Sie Ihren Körper fragen, und nicht Körperfremde!

2. Die verschiedenen Formen der Magnesiumaufnahme

Orale Einnahme von Magnesium

Magnesium kann in Kapselform, Tabletten oder als Pulver eingenommen werden. Dabei gibt es unterschiedliche Verbindungen, die sich in der Bioverfügbarkeit und Verträglichkeit unterscheiden:

- **Magnesiumcitrat** – gut bioverfügbar, ideal für Muskeln und Nerven

- **Magnesiumglycinat** – besonders gut verträglich für den Magen, hilft bei Schlafproblemen

- **Magnesiumoxid** – enthält viel elementares Magnesium, wirkt jedoch abführend

- **Magnesiumchlorid** – schnell vom Körper aufgenommen, besonders gut für die transdermale Anwendung
- **Magnesiumtaurat** – gut für das Herz-Kreislauf-System
- **Magnesiumsulfat (Bittersalz)** – fördert die Entgiftung, aber nur kurzfristig einnehmen

Transdermale Anwendung – Magnesium über die Haut aufnehmen

Magnesium kann auch direkt über die Haut aufgenommen werden. Diese Methode ist besonders gut geeignet für Menschen mit empfindlichem Magen oder Verdauungsproblemen.

Aber ich sage es Ihnen wiederholt und noch einmal: Ich persönlich, mit meinen Erfahrungen und denen zahlreicher Patienten aus über 30 Jahren Praxis, halte davon wenig bis nix! Die besten Ergebnisse erzielen Sie ganz klar über die orale Einnahme. Wenn es jedoch eine Unverträglichkeit gibt, gibt es dafür eine Ursache, oder, was ich immer wieder erlebe, bzw. höre, einen Anwendungsfehler bei der oralen Einnahme!

Sind Sie davon betroffen, kontaktieren Sie mich und mein Team über die Internetadresse:

www.lebensfreudeverlag.de

Magnesiumöl (Magnesiumchlorid-Lösung): Direkt auf die Haut auftragen, hilft bei Muskelverspannungen.

Magnesium-Bäder (Magnesiumsulfat oder Magnesiumchlorid im Wasser auflösen): Fördert die Entspannung und Hautgesundheit.

Vorteile der transdermalen Anwendung:

- Umgeht den Verdauungstrakt und verhindert ggf. Magenprobleme (an Anwendungsfehler denken!)
- Relativ schnelle Aufnahme in die Muskulatur
- Gut geeignet für Sportler oder Menschen mit Muskelverspannungen

3. Wann und wie sollte Magnesium eingenommen werden?

Beste Tageszeiten für die Magnesiumeinnahme

Grundsätzlich immer! Und am besten:

Morgens – Für mehr Energie und Konzentration

Abends – Fördert die Entspannung und Schlafqualität

Vor oder nach dem Sport – Reduziert Muskelkrämpfe und verbessert die Regeneration

Wichtige Einnahme-Tipps: Magnesium sollte immer mit viel Flüssigkeit eingenommen werden, da dies sonst zu Magen-Darm-Beschwerden führen KANN.

Magnesium wirkt am besten, wenn es mit **Vitamin B6** kombiniert wird, da dies die Aufnahme verbessert. Vermeiden Sie UNBEDINGT eine gleichzeitige Einnahme mit **Kalzium**, da beide Mineralstoffe um die Aufnahme konkurrieren und der Körper das Kalzium vorzieht, was äußerst fatal ist, **da dieser zur Regeneration Magnesium benötigt, und kein Kalzium!!**

4. Häufige Fehler bei der Magnesiumeinnahme – und wie man sie vermeidet

1. Zu hohe Dosierung auf einmal

Eine hohe Einzeldosis kann Durchfall oder Magenprobleme verursachen. Besser: Die Tagesdosis auf 2–3 kleinere Portionen verteilen.

2. Magnesium mit Kaffee oder Alkohol kombinieren

Beide Getränke fördern die Ausscheidung von Magnesium über die Nieren. Tipp: Mindestens 2 Stunden Abstand halten.

3. Die falsche Magnesiumverbindung wählen

Nicht jede Magnesiumverbindung ist für jede Person geeignet. Grundsätzlich ist Magnesium-Chlorid die absolute Nummer eins!

4. Unregelmäßige Einnahme

Magnesium sollte täglich über einen längeren Zeitraum eingenommen werden, da es sich langsam im Körper speichert. Aber um es ganz richtig zu sagen, kann der Körper Magnesium nur bedingt speichern! Magnesium ist quasi der Brennstoff des Körpers und muss ständig zur Verfügung stehen! Daher ist auch eine Speicherung unsinnig, aber Ihr Körper weiß das!

5. Magnesium für spezielle Zielgruppen – Worauf Sie achten sollten

Sportler

Hoher Magnesiumbedarf durch Muskelbelastung – Einnahme vor und nach dem Training. Hilft gegen Muskelkrämpfe und fördert die Regeneration.

Schwangere und Stillende

Unterstützt die Gebärmuttergesundheit und beugt Wadenkrämpfen vor. Fördert die gesunde Entwicklung des Babys.

Menschen mit Schlafproblemen

Magnesiumglycinat oder Magnesiumchlorid am Abend hilft beim Entspannen. Fördert die Produktion von Melatonin (Schlafhormon).

Fazit: Die beste Magnesiumanwendung für maximale Gesundheit

Magnesium ist ein lebenswichtiges Mineral, das in der richtigen Dosierung und Anwendung viele gesundheitliche Vorteile bietet:

- ✓ Achten Sie auf eine regelmäßige Einnahme über den Tag verteilt.
- ✓ Nutzen Sie die für Sie passende Magnesiumverbindung.
- ✓ Kombinieren Sie Magnesium mit einer gesunden Ernährung und Bewegung.

Egal ob oral, transdermal oder über die Ernährung – eine bewusste Magnesiumversorgung ist der Schlüssel zu einem gesunden und ausgeglichenen Leben!

Kapitel 12: Unverträglichkeit von Magnesium-Chlorid

Kann Magnesium-Chlorid Nebenwirkungen haben?

Magnesium ist ein essenzieller Mineralstoff, der für zahlreiche lebenswichtige Prozesse im Körper notwendig ist. Dennoch reagieren einige Menschen empfindlich auf Magnesium-Chlorid, insbesondere wenn sie eine ungewohnte hohe Dosis zu sich nehmen oder an bestimmten Vorerkrankungen leiden. Während Magnesium in den meisten Fällen gut vertragen wird, kann es in seltenen Fällen zu Unverträglichkeiten oder Nebenwirkungen kommen.

Dieses Kapitel beleuchtet die möglichen Ursachen von Unverträglichkeiten, Symptome, Risikogruppen und praktische Tipps, um Magnesium-Chlorid optimal zu nutzen, ohne negative Auswirkungen zu erleben.

1. Warum kann Magnesium-Chlorid Unverträglichkeiten auslösen?

1.1. Empfindliche Verdauung und Magen-Darm-Reaktionen

Magnesium-Chlorid ist bekannt dafür, dass es eine abführende Wirkung haben kann. Dies geschieht, weil es Wasser in den Darm zieht, was den Stuhl weicher macht und die Verdauung anregt.

Bei Menschen mit empfindlichem Magen oder Reizdarm kann dies zu Problemen führen.

Typische Reaktionen:

- Durchfall

- Blähungen

- Magenschmerzen

- Übelkeit

Warum passiert das?

- Eine zu hohe Anfangsdosis kann den Darm überfordern.

- Magnesium bindet Wasser im Darm, was zu schnellem Stuhlgang führt.

- Menschen mit empfindlicher Magenschleimhaut reagieren sensibler.

1.2. Wechselwirkungen mit Medikamenten

Magnesium-Chlorid kann die Aufnahme und Wirkung bestimmter Medikamente beeinflussen. Besonders betroffen sind:

- **Antibiotika:** Magnesium kann die Resorption einiger Antibiotika im Darm verringern, wodurch deren Wirksamkeit reduziert wird.

- **Blutdruckmedikamente:** Da Magnesium gefäßerweiternd wirkt, kann es in Kombination mit Blutdrucksenkern zu übermäßigem Blutdruckabfall führen.

- **Osteoporose-Medikamente:** Magnesium kann die Aufnahme von Kalzium hemmen, wenn es in hohen Mengen aufgenommen wird.

Tipp: Magnesium und Medikamente zeitlich versetzt (mindestens 2 Stunden Abstand) einnehmen, um Wechselwirkungen zu vermeiden.

1.3. Nierenprobleme und Magnesiumüberladung

Normalerweise reguliert der Körper den Magnesiumspiegel effizient über die Nieren. Menschen mit eingeschränkter Nierenfunktion können jedoch Schwierigkeiten haben, überschüssiges Magnesium auszuscheiden, was zu einer Hypermagnesiämie (zu viel Magnesium im Blut) führen kann.

Risikogruppen:

- Menschen mit chronischer Niereninsuffizienz

- Dialysepatienten

- Personen mit schwerer Dehydration

Symptome einer Magnesiumüberladung:

- Niedriger Blutdruck

- Verlangsamter Herzschlag

- Muskelschwäche oder Lähmungen

- Verwirrtheit oder Benommenheit

Tipp: Wer Nierenprobleme hat, sollte die Einnahme von Magnesium-Chlorid **mit einem Arzt abstimmen**.

2. Hautreaktionen bei äußerlicher Anwendung

Magnesium-Chlorid kann nicht nur innerlich, sondern auch äußerlich über die Haut angewendet werden. In Form von Magnesiumöl oder Bädern kann es in den Blutkreislauf aufgenommen werden. Manche Menschen reagieren jedoch empfindlich auf die äußerliche Anwendung.

2.1. Typische Hautreaktionen

- **Leichtes Brennen oder Jucken** – Magnesium kann durch die hohe Konzentration eine irritierende Wirkung haben, insbesondere auf empfindlicher Haut.
- **Trockene Haut** – Magnesium kann Wasser aus der Haut ziehen, wodurch Trockenheit entstehen kann.
- **Rötungen oder kleine Hautreizungen** – besonders bei häufiger Anwendung ohne Verdünnung.

Tipp: Magnesiumöl kann mit Wasser verdünnt oder auf feuchte Haut aufgetragen werden, um Reizungen zu minimieren.

3. Wie kann man Unverträglichkeiten vermeiden?

3.1. Die richtige Dosierung wählen

Die häufigste Ursache für Unverträglichkeiten ist eine zu hohe Anfangsdosis. Wer noch nie Magnesium-Chlorid eingenommen hat, sollte mit einer geringen Dosis starten und sich langsam steigern.

Empfohlene Anfangsdosierung:

- Erwachsene: 20–60 ml einer Sole morgens, abends 20 ml, dann morgens langsam steigern

- Kinder: 20 ml einer Sole morgens, abends 20 ml, dann morgens langsam steigern

- Sportler und Menschen mit hohem Bedarf: 40–100 ml einer Sole morgens, abends 20 ml, dann morgens langsam steigern

3.2. Magnesium in mehreren kleinen Dosen über den Tag verteilen

Statt eine große Menge auf einmal zu nehmen, ist es besser, Magnesium über den Tag verteilt einzunehmen. Dies reduziert die Belastung des Darms und verbessert die Aufnahme.

Empfohlene Aufteilung:

- **Morgens:** 100 mg (zur Unterstützung des Stoffwechsels)

- **Mittags:** 100 mg (für Energie und Nervenstärke)

- **Abends:** 100 mg (zur Entspannung und besseren Schlafqualität)

3.3. Magnesium mit Essen kombinieren

Die Einnahme auf leeren Magen kann bei empfindlichen Personen zu Magenbeschwerden führen. Mit einer Mahlzeit wird Magnesium besser vertragen.

Empfohlene Kombination:

- Mit gesunden Fetten (z. B. Nüssen oder Avocados) verbessern Sie die Aufnahme.

- Vitamin B6 kann helfen, Magnesium besser zu verwerten.

Eine genaue Gebrauchsanweisung für das Ansetzen einer professionellen Sole für die orale Einnahme, und wie Sie die tägliche Dosis herausfinden, erhalten Sie mit Ihrer Magnesium-Bestellung im Lebensfreudeverlag!

www.lebensfreudeverlag.de

4. Wer sollte Magnesium-Chlorid meiden oder besonders vorsichtig sein?

Magnesium-Chlorid ist für die meisten Menschen sicher, aber bestimmte Gruppen sollten vorsichtig sein oder vorher mit einem Arzt sprechen:

- **Menschen mit Nierenproblemen** – Gefahr der Hypermagnesiämie
- **Personen mit niedrigem Blutdruck** – Magnesium kann den Blutdruck senken
- **Menschen mit Durchfallproblemen (z. B. Reizdarmsyndrom)** – Magnesium kann die Symptome verschlimmern
- **Personen, die regelmäßig Medikamente nehmen** – mögliche Wechselwirkungen

Tipp: Wer zu einer dieser Gruppen gehört, sollte zunächst eine kleine Dosis testen und bei Unsicherheiten ggf. ärztlichen Rat einholen.

Fazit: Magnesium-Chlorid gezielt nutzen, um Unverträglichkeiten zu vermeiden

Magnesium-Chlorid ist ein wertvolles Mineral, das viele gesundheitliche Vorteile hat. Allerdings kann es bei falscher Anwendung oder bei bestimmten gesundheitlichen Bedingungen zu Unverträglichkeiten kommen.

- Langsam starten und die Dosis schrittweise erhöhen.

- Nicht auf leeren Magen einnehmen, um Magenprobleme zu vermeiden.

- Magnesium über den Tag verteilt zuführen, um Verdauungsprobleme zu reduzieren.

- Bei bestehenden Erkrankungen oder Unsicherheiten immer Rücksprache mit dem Arzt halten.

Richtig dosiert und angewendet, kann Magnesium-Chlorid seine positiven Wirkungen entfalten – ohne unerwünschte Nebenwirkungen!

Kapitel 13: Die tägliche richtige Dosis rausfinden

Warum ist die richtige Dosierung von Magnesium-Chlorid so wichtig?

Magnesium-Chlorid ist ein essenzieller Mineralstoff, der für zahlreiche physiologische Prozesse im Körper benötigt wird. Dennoch ist die richtige Dosierung entscheidend, um den vollen Nutzen zu erhalten und Nebenwirkungen zu vermeiden. Zu wenig Magnesium kann dazu führen, dass der Körper wichtige Funktionen nicht optimal ausführt, während eine zu hohe Dosis zu Verdauungsbeschwerden oder anderen Unverträglichkeiten führen kann.

Doch wie bestimmt man die ideale Tagesdosis für sich selbst?

Diese Frage ist nicht pauschal zu beantworten, da verschiedene Faktoren wie Alter, Geschlecht, Aktivitätslevel, Gesundheitszustand und Ernährungsweise eine Rolle spielen. In diesem Kapitel erfahren Sie, wie Sie die richtige Menge an Magnesium-Chlorid für Ihren individuellen Bedarf herausfinden und was Sie beachten müssen, um eine optimale Magnesiumversorgung sicherzustellen.

1. Warum variiert der Magnesiumbedarf von Mensch zu Mensch?

1.1. Einflussfaktoren auf den Magnesiumbedarf

Der individuelle Magnesiumbedarf wird durch verschiedene Faktoren beeinflusst. Hier sind die wichtigsten:

- **Alter** – Der Magnesiumbedarf steigt mit zunehmendem Alter, da die Absorption im Darm nachlässt.
- **Geschlecht** – Männer haben tendenziell einen höheren Bedarf als Frauen.
- **Ernährungsgewohnheiten** – Eine magnesiumarme Ernährung erhöht den Bedarf.
- **Stresslevel** – Chronischer Stress führt zu einer vermehrten Magnesiumausscheidung über die Nieren.
- **Sportliche Aktivität** – Magnesium wird durch Schweiß ausgeschieden, weshalb Sportler einen höheren Bedarf haben.
- **Vorerkrankungen** – Diabetes, Bluthochdruck oder Verdauungsstörungen beeinflussen die Magnesiumaufnahme.
- **Medikamente** – Diuretika, Antibiotika und einige Blutdrucksenker können den Magnesiumspiegel senken.

1.2. Magnesiummangel erkennen

Ein Magnesiummangel kann sich durch eine Vielzahl von Symptomen äußern. Hier sind einige Anzeichen, die darauf hindeuten können, dass Ihre aktuelle Magnesiumzufuhr nicht ausreicht:

- Muskelkrämpfe oder Zuckungen

- Schlafprobleme und innere Unruhe

- Kopfschmerzen oder Migräne

- Erhöhte Stressanfälligkeit

- Verdauungsbeschwerden

- Hoher Blutdruck oder Herzrhythmusstörungen

- Chronische Müdigkeit oder Erschöpfung

Falls mehrere dieser Symptome auf Sie zutreffen, könnte es sinnvoll sein, Ihre Magnesiumaufnahme zu erhöhen.

2. Die empfohlene Tagesdosis von Magnesium

2.1. Offizielle Richtlinien zur Magnesiumzufuhr

Die empfohlene tägliche Magnesiumzufuhr variiert je nach Land und Gesundheitsorganisation, bewegt sich aber in einem ähnlichen Rahmen. Hier sind die **allgemein** empfohlenen Werte:

Altersgruppe	Empfohlene tägliche Magnesiumzufuhr (mg)
Säuglinge (0–6 Monate)	30–40 mg
Kinder (1–3 Jahre)	80 mg
Kinder (4–8 Jahre)	130 mg
Jugendliche (9–13 Jahre)	240 mg
Männer (14–18 Jahre)	410 mg
Frauen (14–18 Jahre)	360 mg
Männer (19–30 Jahre)	400 mg
Frauen (19–30 Jahre)	310 mg
Männer (31+ Jahre)	420 mg
Frauen (31+ Jahre)	320 mg
Schwangere	350–400 mg
Stillende Mütter	310–360 mg

Besser ist es natürlich, Sie fragen Ihren Körper, wieviel er benötigt!!

2.2. Individuelle Anpassung der Tagesdosis

Während die offiziellen Empfehlungen einen guten Ausgangspunkt darstellen, sollte die Dosierung individuell angepasst werden. Hier sind einige **allgemeine Richtlinien**:

- **Menschen mit einem aktiven Lebensstil** – können bis zu 600 mg pro Tag benötigen, aber auch mehr.

- **Sportler** – sollten 10–15 mg Magnesium pro Kilogramm Körpergewicht zuführen.

- **Menschen mit starkem Stress** – profitieren oft von einer täglichen Dosis von 500–700 mg.

- **Personen mit Verdauungsproblemen** – sollten mit kleinen Mengen starten und die Dosis langsam steigern.

- **Schwangere und Stillende** – benötigen eine höhere Zufuhr aufgrund des gesteigerten Bedarfs.

3. Die optimale Art der Magnesiumzufuhr

3.1. Magnesium aus der Ernährung

Der beste Weg, Magnesium zuzuführen, ist über eine ausgewogene Ernährung. Hier sind einige magnesiumreiche Lebensmittel:

✓ **Grünes Blattgemüse** (Spinat, Mangold, Grünkohl)

✓ **Nüsse und Samen** (Kürbiskerne, Mandeln, Sonnenblumenkerne)

✓ **Vollkornprodukte** (Haferflocken, Quinoa, Buchweizen)

✓ **Hülsenfrüchte** (Linsen, Kichererbsen, schwarze Bohnen)

✓ **Kakao und Bitterschokolade**

✓ **Mineralwasser mit hohem Magnesiumgehalt**

3.2. Nahrungsergänzungsmittel sinnvoll einsetzen

Wenn die Ernährung nicht ausreicht, können Magnesiumpräparate eine gute Ergänzung sein. Die Wahl der richtigen Magnesiumform ist entscheidend:

• **Magnesiumchlorid** – ist schnell verfügbar, auch für die transdermale Anwendung geeignet

Alle anderen Aufzählungen spare ich mir hier, da ich und meiune Patienten und Klienten in DREIßIG Jahren ganz einfach immer wieder die beste Erfahrung mit Chlorid gemacht habe/n, und ich Ihnen daher einfach nichts Schlechteres empfehlen kann und will!

4. Wie finde ich meine optimale Dosis?

4.1. Schrittweise Dosiserhöhung

Setzen Sie mit dem Magnesium-Chlorid-Granulat eine Sole an, mit ca. 100 Gramm auf 1 Liter Wasser!

Und ja, ich weiß, das Internet strotzt geradezu von esoterischen Infos über 33,3 Gramm auf 1 Liter Wasser, aber dieser Wert ist laut Studien, Tests und Ergebnissen, was Menschen mit der Menge von 100 Gramm auf 1 Liter Wasser erreicht haben, Unsinn! Also tun Sie sich den Gefallen, natürlich nur wenn Sie wollen, und nehmen Sie 100 Gramm auf 1 Liter Wasser!

Geben Sie also 100 Gramm Magnesium-Chlorid- Granulat in eine 1 Literflasche und füllen Sie diese mit Wasser auf. Das Granulat löst sich im Wasser innerhalb von 5 Minuten auf, bei heißem Wasser schneller. Sie brauchen bei heißem Wasser keine Bedenken zu haben, dass das Magnesium Schaden nimmt! Von dieser Sole nehmen Sie mind. 20 ml morgens, am besten 30 Min. vor dem Frühstück, 20ml abends eine halbe Stunde vor oder nach dem Abendessen. Das Granulat erhalten Sie im Lebensfreudeverlag: ich empfehle Ihnen die Verpackungen mit der Bezeichnung: MP-300 / MP-1000 / GL-1000 / SE-1000 / DS-1000). Es ist überall das Gleiche drin, nur die Verpackung ist unterschiedlich!

www.lebensfreudeverlag.de

Die Flasche mit der Sole sollte möglichst luftdicht verschlossen aufbewahrt werden. Viele ziehen es vor, die Sole-Flasche im Kühlschrank aufzubewahren, denn der Bitterstoff ist dann weniger dominant. Werden die 20ml in einem Zug ausgetrunken, so schmeckt man den Bitterstoff kaum, da nur die Zungenspitze Bittersensoren enthält. Nach 5 bis 10 Sekunden wandelt sich das Bittere im Mund in Süße um. Man gewöhnt sich normalerweise rasch an die Einnahme und empfindet den Bitterstoff nicht mehr als unangenehm.

Eine anfängliche Unverträglichkeit KANN vorkommen (rund 1 Fall auf 1000). In diesem Fall nehmen Sie die Sole-Dosis nach dem Essen. Da fast jede Form von Magnesium im Magen mittels der Magensäure zu Magnesium-Chlorid umgewandelt wird, ist es für das menschliche Verdauungssystem leichter und angenehmer es direkt als Chlorid einzunehmen. Zudem greifen andere Verbindungen wie Magnesiumcitrat, etc. das Verdauungssystem an, um Ihrer Frage „warum in Chlorid-Form" vorzubeugen!

Bestimmen Sie IHRE tägliche richtige Dosis! Um Ihren persönlichen täglichen Bedarf an Magnesium festzustellen, gehen Sie wie folgt vor:

Gesunde Kinder und Erwachsene bis zum ca. 30. / 35. Lebensjahr bleiben bei der Dosis von morgens 20-80 ml und abends 20 ml bei einer Lösung von 100 g auf 1 Liter Wasser.

Erwachsene ab dem 35. Lebensjahr benötigen meistens eine höhere Dosis, da der Körper, je älter er wird, Magnesium schwerer aufnimmt, man ihm so also mehr anbieten muss, um den Bedarf zu erfüllen.

Nehmen Sie die tägliche Dosis immer ca. 30 bis 60 Minuten vor (bzw. nach) den Mahlzeiten. Nun soll herausgefunden werden, wie hoch Ihr täglicher Bedarf an Magnesium ist.

Gehen Sie dabei wie folgt vor:

Am 1. Tag beginnen Sie mit der Morgendosis von 20 ml und abends 20 ml.

Am 2. Tag nehmen Sie morgens die doppelte Menge, also 40 ml und 20 ml abends.

Am 3. Tag nehmen Sie morgens 20 ml mehr, also 60 ml. Die Abenddosis bleibt weiterhin bei 20 ml.

Am 4. Tag nehmen Sie morgens 80 ml und **am 5. Tag** morgens 100ml.

Nun bekommen Sie an irgendeinem dieser Tage etwas dünneren oder einen sehr weichen Stuhlgang, doch bitte keine Panik, Ihr Körper zeigt Ihnen hiermit nur, dass die Dosis an Magnesium jetzt ein wenig zu hoch ist. Lassen Sie an DIESEM Tag die Abenddosis ausfallen!

Nehmen Sie am nächsten Tag morgens 20 ml weniger als zuvor und bleiben bei dieser Morgendosis, denn diese benötigt Ihr Körper, um optimal zu funktionieren, und abends wieder die 20ml zusätzlich.

Nach ca. 2 bis 4 Wochen sollten Sie erneut testen wie hoch Ihr Bedarf ist und das Experiment „morgens steigern um 20 ml" wiederholen, um sicherzustellen, dass Sie optimal mit Magnesium versorgt sind!

Auch Stress, der nicht durch genügend Bewegung (Adrenalin) kompensiert wird, führt zu Magnesiummangel, da der Mensch dabei mehr Magnesium mit dem Harn ausscheidet als er aufnimmt. Des Weiteren bringt der Kuhmilchkonsum Probleme. Sie enthält zu wenig Magnesium, so, dass das Kalzium der Milch an die falschen Stellen im Körper wandert, wo es eine Überversorgung mit Kalzium auslöst. Die meisten Menschen nehmen zudem zu wenig Vitamin C zu sich, und Magnesium benötigt dieses für eine optimale Wirkung.

4.2. Magnesium über den Tag verteilt einnehmen

Um die beste Aufnahme zu gewährleisten und Nebenwirkungen zu minimieren:

- **Morgens** – zur Unterstützung des Stoffwechsels
- **Abends** – für Entspannung und besseren Schlaf

Fazit: Magnesium individuell dosieren für maximale Wirkung

Magnesium-Chlorid kann zahlreiche gesundheitliche Vorteile bieten – vorausgesetzt, es wird in der richtigen Dosierung eingenommen. Jeder Mensch hat unterschiedliche Bedürfnisse, und die optimale Magnesiumdosis sollte schrittweise ermittelt werden.

➢ Beginnen Sie mit einer niedrigen Dosis und steigern Sie diese langsam.

➢ Beobachten Sie Ihren Körper und passen Sie die Menge individuell an.

So stellen Sie sicher, dass Ihr Körper mit genau der richtigen Menge Magnesium versorgt wird!

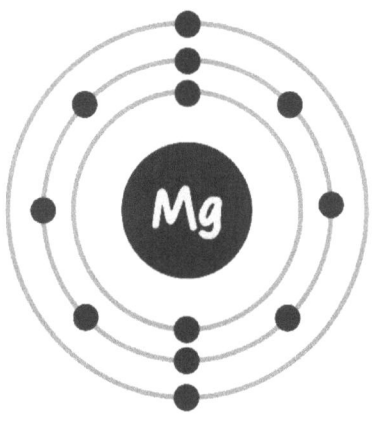

Kapitel 14: Wasser! Die tägliche Nummer 1 auf Ihrer Liste

Warum Wasser das wichtigste Element für Ihre Gesundheit ist

Wasser ist die Grundlage allen Lebens, wie ich im Kapitel zuvor schon gesagt habe! Ohne Nahrung kann ein Mensch mehrere Wochen überleben, ohne Wasser jedoch nur wenige Tage. Jede einzelne Zelle unseres Körpers benötigt Wasser, um zu funktionieren. Dabei geht es nicht nur um das reine Trinken – Wasser ist der entscheidende Faktor für die Entgiftung, den Stoffwechsel, die Nährstoffaufnahme und viele weitere Prozesse.

Trotz dieser essenziellen Rolle vernachlässigen viele Menschen ihre tägliche Wasserzufuhr oder trinken unzureichende Mengen. In diesem Kapitel erfahren Sie noch einmal, warum Wasser das wichtigste Element für Ihre Gesundheit ist, wie viel Sie täglich trinken sollten, welche Wasserarten am besten sind und wie Sie Ihre Wasseraufnahme optimieren können.

1. Warum Wasser für den Körper unverzichtbar ist

1.1. Die Rolle von Wasser im Körper

Der menschliche Körper besteht zu etwa 50–70 % aus Wasser, abhängig von Alter, Geschlecht und Körperzusammensetzung. Wasser ist an nahezu allen lebenswichtigen Prozessen beteiligt:

- **Zellfunktion:** Wasser sorgt für die Hydratation der Zellen und unterstützt die Zellkommunikation.

- **Nährstofftransport:** Wasser transportiert Vitamine, Mineralien und andere Nährstoffe in die Zellen.

- **Entgiftung:** Die Nieren, die Leber und das Lymphsystem benötigen Wasser, um Schadstoffe auszuscheiden.

- **Temperaturregulierung:** Wasser hilft, die Körpertemperatur zu regulieren und Überhitzung zu verhindern.

- **Verdauung:** Wasser ist essenziell für die Produktion von Magensäften und die Aufspaltung von Nahrung.

- **Gelenkgesundheit:** Wasser sorgt für die Schmierung der Gelenke und verhindert Verschleiß.

1.2. Wassermangel und seine Auswirkungen

Bereits ein leichter Wassermangel von nur 2% des Körpergewichts kann zu spürbaren Beeinträchtigungen führen. Zu den häufigsten Symptomen von Dehydrierung gehören:

- Müdigkeit und Konzentrationsprobleme

- Kopfschmerzen und Schwindel

- Verstopfung und Verdauungsprobleme

- Trockene Haut und frühzeitige Hautalterung

- Muskelkrämpfe und Gelenkschmerzen

- Erhöhte Infektanfälligkeit

Langfristiger Wassermangel kann schwerwiegende gesundheitliche Probleme verursachen, darunter Nierenschäden, Bluthochdruck und ein geschwächtes Immunsystem.

2. Wie viel Wasser sollte man täglich trinken?

2.1. Offizielle Trinkempfehlungen

Die empfohlene tägliche Wasserzufuhr variiert je nach Körpergewicht, Klima und Aktivitätslevel, und leider sogar nach Region und so, wie es den Medien gerade passt. Allgemeine Richtlinien für gesunde Erwachsene:

Personengruppe	Empfohlene tägliche Wasseraufnahme
Frauen	2,5–3,5 Liter
Männer	3,5–4,5 Liter
Schwangere	3,0–4,0 Liter
Stillende Mütter	3,5–4,5 Liter
Sportler	4,0–6,0 Liter

2.2. Faktoren, die den Wasserbedarf beeinflussen

Der individuelle Wasserbedarf kann durch verschiedene Faktoren steigen:

- **Körperliche Aktivität:** Sportler und Menschen mit körperlich anstrengenden Berufen verlieren durch Schwitzen mehr Flüssigkeit.

- **Klima:** In heißen oder trockenen Regionen steigt der Wasserverlust durch Schwitzen.

- **Ernährung:** Eine protein- oder salzreiche Ernährung erfordert mehr Wasser zur Verdauung und Ausscheidung.

- **Gesundheitszustand:** Fieber, Erbrechen oder Durchfall erhöhen den Flüssigkeitsbedarf erheblich.

- **Koffein und Alkohol:** Beide Stoffe wirken harntreibend und können zu Wassermangel führen.

3. Die beste Wasserquelle: Welches Wasser ist optimal?

3.1. Leitungswasser vs. Mineralwasser

Oje, jetzt kommen wir zu einem ganz spannenden und heißen Thema! Denn offiziell verhält es sich so, bzw. gibt es die nachfolgende Empfehlung, für die ahnungslose naive Bevölkerung:

- **Leitungswasser:** In vielen Ländern von hoher Qualität und eine kostengünstige Option. Die Qualität kann jedoch regional variieren, was sie auch tut!

In Deutschland gibt es eine Trinkwasserverordnung, die eigentlich besagt, dass im Wasser bis zu 55 Fremdstoffe an Sättigung enthalten sein dürfen! Unter anderem also Blut, Urin und Fäkalie, Medikamentenreste und „wundervolle" andere ekelhafte Dinge! Aber wo kein Kläger ist, ist kein Richter, denn in unserem Leitungswasser sind laut Messung deutschlandweit weitaus mehr als 55 Fremdstoffe enthalten! Der niedrigste Wert lag bisher bei durchschnittlich 97-114, der höchste bei 1.200 bis 1.500! Alarmierend! Oder! Was nehmen wir ahnungslos mit dem „guten" Wasser aus unseren Hähnen auf?! Ich verspreche es Ihnen: Sie wollen es nicht wirklich wissen!

Lassen Sie uns weitergehen und einmal genau hinschauen:

- **Mineralwasser:** Enthält angeblich natürliche Mineralstoffe wie Magnesium, Kalzium und Kalium, die jedoch absolut nicht bioverfügbar sind! Und noch nie hat ein Lebewesen auf diesem Planeten Mineralien über Wasser aufgenommen. Erst wenn Pflanzen die Mineralien verstoffwechselt haben, sind diese verfügbar für den menschlichen Körper! Mir ist bis heute schleierhaft, warum die Mineral-Wasserindustrie immer noch mit diesem Begriff werben darf!
  Aber nun denn. Man muss nicht alles erklären, und es darf sich auch hier jeder selbst seine Meinung bilden!

- **Quellwasser:** Natürliche Quellen liefern oft besonders reines Wasser mit wertvollen Mineralstoffen. Aber welche Quelle liefert denn Wasser, das nicht qualitativ verändert werden muss, damit es überhaupt in den Handel gelangen darf(?)! Auch hier bitte ich Sie, wieder einmal den gesunden Menschenverstand walten zu lassen und selbst zu denken, bevor Sie, wie viele andere begeistert schreien „oooh jaaa, hurraaaaa, Quellwasser, wie gut!".

- **Gefiltertes Wasser:** Jetzt fängt es meiner Meinung nach an, interessant zu werden! Denn sind wir doch einmal ganz ehrlich: Hersteller wollen natürlich ihr Produkt verkaufen, millionenfach wenn möglich, was verständlich ist! Also wird man natürlich nicht davon sprechen, welche Fremdstoffe alle noch in einem Wasser vorhanden sind, trotz Labor etc., und man wird diese schon gar nicht benennen, weil Sie sich sonst wohl wahrscheinlich übergeben müssten, so wie viele andere! Denn wer trinkt denn noch etwas, wenn er weiß, dass Fäkalie, Blut und oder Medikamentenreste und andere giftige und chemische Stoffe in etwas vorhanden sind(?)!! Und so kommen also still und leise die Wasserfilter ins Spiel, was selbstverständlich überhaupt nicht gerne von der Wasser-Industrie gesehen wird!

Aktivkohlefilter oder Umkehrosmose können Schadstoffe und Verunreinigungen entfernen. Aber es gibt wirklich nur weniger als eine Handvoll Wasserfilter, die tatsächlich etwas bringen. Ich selbst habe beruflich wie auch privat mehrere Tausend Euro investiert und bin im Nachhinein erschrocken, was alles angeboten wird und was das alles für ein Geld kosten soll! Und so habe ich gemeinsam mit Kolleginnen und Kollegen ein paar Jahre Wasserfilter getestet, auf der Suche nach erstens bezahlbar, zweitens nachhaltig, drittens effektiv und viertens umweltfreundlich.

Bis zum heutigen Tage, wir testen immer noch fleißig weiter, hat es gerade einmal 1 Wasserfilter geschafft, die 4 Aspekte zu erfüllen. Jetzt könnte man wieder sagen „erschreckend", aber das wissen wir ja sowieso alle. Also bleibe ich einfach bei der positiven Erkenntnis, endlich DEN

Wasserfilter gefunden zu haben, der sauberes Wasser erzeugt, und ich meine wirklich sauberes Wasser, der bezahlbar ist und all die anderen guten Dinge wie aufgezählt.

Wollen Sie wissen welcher Filter das ist, kontaktieren Sie bitte den Lebensfreudeverlag. Hier bekommen Sie alle relevanten Infos dazu!

ww.lebensfreudeverlag.de

3.2. Wie wichtig ist der pH-Wert von Wasser?

Der pH-Wert des Wassers beeinflusst die Aufnahmefähigkeit im Körper. Optimal ist ein leicht basisches Wasser mit einem pH-Wert zwischen 7,0 und 8,5.

3.3. Magnesiumreiches Wasser für eine bessere Gesundheit

Wasser kann eine natürliche Quelle für Magnesium sein. Sie ist jedoch nicht ausreichend. Heil- und Mineralwasser mit über 100 mg Magnesium pro Liter können angeblich helfen, den Tagesbedarf zu decken und Magnesiummangel vorzubeugen, was ich persönlich laut Praxis und Tests für Unsinn halte. Die Ergebnisse sprechen hier ganz einfach für sich, dass dies nicht ausreicht!

Empfehlenswerte Marken mit hohem Magnesiumgehalt, kann ich Ihnen keine empfehlen! Das Beste ist, Sie schaffen sich einen erwähnten Wasserfilter an, schließen diesen an Ihre

Wasserleitung an, ist übrigens in 20 Minuten passiert, und zapfen sich hier Ihr Trink- und Kochwasser. Damit sind Sie zudem raus aus dem lästigen und teuren Pfandsystem, sparen sehr viel Geld und auch noch die unnötige Schlepperei, weil Sie zuhause nun das beste Wasser haben, dass Sie sich nur vorstellen können!

4. Tipps zur Optimierung der täglichen Wasseraufnahme

Viele stellen sich eine Flasche in ihre Nähe, und glauben tatsächlich, dass diese abends geleert ist. Ok, bei manchen funktioniert das, aber leider auch bei den wenigsten! Daher hier die besten Tipps, damit Sie das lebenswichtige Trinken nicht vergessen, sondern daran denken und auch praktizieren:

- **Regelmäßig trinken:** Warten Sie nicht auf Durst – dieser ist oft ein sicheres Zeichen für eine bereits bestehende Dehydrierung. Trinken Sie, ohne Durst zu haben!

- **Morgens starten:** Ein großes Glas Wasser direkt nach dem Aufstehen unterstützt die Hydratation und den Kreislauf. Eine Tasse heißes Wasser ist optimal!

- **Wasser mit Geschmack:** Infundieren Sie Wasser mit Zitronenscheiben, Minze oder Gurke, um es geschmacklich aufzupeppen. Das motiviert Sie zu trinken!

- **Wasserflasche immer dabei:** Eine wiederverwendbare Trinkflasche hilft, ausreichend zu trinken. Aber lassen Sie das Wasser nicht nur in der Flasche, sondern schütten Sie ich immer ein Glas Wasser ein. So sind Sie innerlich geneigt, dieses Glas auszutrinken. Haben Sie das Glas ausgetrunken, schütten Sie direkt neu nach! Und wenn Sie denken, wenn Sie mehr trinken, müssten Sie auch mehr zur Toilette gehen: Ja klar müssen Sie das. Aber umgekehrt bleiben ganz einfach mehr Giftstoffe und Schlacken in Ihrem Körper, die nämlich nicht abtransportiert werden können, weil Ihr Körper zu wenig Transportmittel hat: Wasser!!
Und verzeihen Sie mir, wenn ich es so direkt sage, aber was ist Ihnen denn lieber: Weniger auf die Toilette und dafür schneller altern und krank werden, und den ganzen aufgenommenen Mist aus Atemluft und Nahrung im Körper behalten, oder lieber öfter auf Toilette und dafür ein strahlend schönes Aussehen, Vitalität, Gesundheit, Fitness, sich wohlfühlen, weniger bis gar nicht krank sein, und bis ins hohe ohne Demenz und Alzheimer überleben! Sie entscheiden es, und zwar nicht an Ihrem Lebensende, sondern jeden Tag, MIT Ihrem Trinkverhalten!

- **Apps oder Erinnerungen nutzen:** Wer vergisst, regelmäßig zu trinken, kann eine Erinnerungs-App verwenden oder sich vielleicht auch einen Wecker oder Timer stellen.

- **Vorsicht mit Softdrinks:** Gesüßte Getränke und Energydrinks sind keine Ersatzquelle für Wasser und bewirken eher das Gegenteil.

Fazit: Wasser als Schlüssel Nummer 1 zur Gesundheit!!

Wasser ist und bleibt das wichtigste Element für unseren Körper. Eine optimale Hydratation sorgt für mehr Energie, eine bessere Verdauung, eine gesunde Haut, einen entgifteten Körper und ein starkes Immunsystem.

- Trinken Sie täglich ausreichend Wasser und achten Sie auf Ihre individuellen Bedürfnisse.

- Bevorzugen Sie sauberes, gefiltertes Wasser! Welchen Filter Sie am besten verwenden, erfahren Sie unter: **www.lebensfreudeverlag.de**

- Vermeiden Sie Wassermangel, indem Sie über den Tag verteilt regelmäßig trinken.

Machen Sie Wasser zu Ihrer täglichen Nummer 1 und spüren Sie die positiven Effekte auf Körper und Geist!

So viel zum Thema Wasser. Lassen Sie uns einen Schritt weitergehen und schauen, welche Partner die optimalen für Magnesium sind!

Kapitel 15: Ideale Partner: Magnesium & Vitamin-D

Warum Magnesium und Vitamin-D untrennbar verbunden sind

Magnesium und Vitamin-D sind zwei der wichtigsten Nährstoffe für unseren Körper. Während Vitamin-D oft als das „Sonnenvitamin" bekannt ist, wird Magnesium vor allem mit Muskelentspannung und Stoffwechselprozessen in Verbindung gebracht. Doch was viele nicht wissen: Diese beiden Nährstoffe arbeiten eng zusammen und beeinflussen sich gegenseitig in ihrer Wirkung.

Vitamin-D kann im Körper nur dann richtig aktiviert und genutzt werden, wenn ausreichend Magnesium vorhanden ist. Umgekehrt benötigt Magnesium Vitamin-D, um in verschiedenen biologischen Prozessen optimal zu wirken. Ein Mangel an einem der beiden Stoffe kann daher auch die Wirkung des anderen beeinträchtigen. Zudem kann Ihr Immunsystem ohne Magnesium und ohne Vitamin-D NICHT arbeiten!

In diesem Kapitel erfahren Sie, warum Magnesium und Vitamin-D die perfekte Kombination für Ihre Gesundheit sind, wie sie sich gegenseitig verstärken und wie Sie sicherstellen, dass Sie beide Nährstoffe in der richtigen Menge zu sich nehmen.

1. Die Rolle von Vitamin-D im Körper

Vitamin-D ist für viele Funktionen im Körper unerlässlich. Es wird durch Sonneneinstrahlung auf die Haut produziert und kann auch über Nahrung oder Nahrungsergänzungsmittel aufgenommen werden.

- ✓ **Stärkt das Immunsystem** – Unterstützt die Abwehrkräfte und schützt vor Infektionen.
- ✓ **Fördert die Kalziumaufnahme** – Essenziell für gesunde Knochen und Zähne.
- ✓ **Reguliert den Hormonhaushalt** – Beeinflusst zahlreiche Hormone im Körper, darunter Serotonin Glückshormon).
- ✓ **Wichtig für die Muskelkraft** – Trägt zur Funktion und Regeneration von Muskeln bei.
- ✓ **Schützt das Herz-Kreislauf-System** – Unterstützt gesunde Gefäße und reguliert den Blutdruck.

2. Die Rolle von Magnesium im Körper

Magnesium ist an über **600 biochemischen Prozessen** beteiligt (Tendenz aufgrund ständig neuer Forschungen steigend!) und essenziell für viele Körperfunktionen.

- ✓ **Aktiviert Enzyme und Stoffwechselprozesse** – Unverzichtbar für den Energiestoffwechsel.

✓ **Entspannt Muskeln und Nerven** – Beugt Krämpfen und Muskelverspannungen vor.

✓ **Wichtig für das Nervensystem** – Reguliert Stresshormone und unterstützt die geistige Leistungsfähigkeit.

✓ **Fördert die Regeneration** – Unterstützt die Heilung und Zellregeneration.

✓ **Stabilisiert den Blutzucker** – Trägt zur Prävention von Diabetes bei.

✓ **Entgiftet und entschlackt die Zellen** – Trägt zur Verjüngung und Erneuerung bei.

3. Die Verbindung zwischen Magnesium und Vitamin-D

Magnesium und Vitamin-D sind **auf mehreren Ebenen miteinander verknüpft**:

3.1. Magnesium aktiviert Vitamin-D

Vitamin-D wird in der Haut als inaktive Form produziert oder über die Nahrung aufgenommen. Damit es im Körper genutzt werden kann, muss es in eine aktive Form umgewandelt werden – ein Prozess, der Magnesium benötigt.

- Ohne Magnesium kann Vitamin-D nicht richtig verstoffwechselt werden.

- Ein Magnesiummangel kann dazu führen, dass Vitamin-D-Präparate nicht wirken.

- Studien zeigen, dass Menschen mit niedrigem Magnesium-spiegel oft auch niedrige Vitamin-D-Werte haben.

3.2. Vitamin-D reguliert den Magnesiumspiegel

Umgekehrt beeinflusst Vitamin-D auch den Magnesiumhaushalt. Ein hoher Vitamin-D-Spiegel kann dazu führen, dass der Körper mehr Magnesium benötigt, da die Stoffwechselaktivität steigt. Das bedeutet: Je mehr Vitamin-D im Körper ist, desto mehr Magnesium wird verbraucht.

- Ein zu hoher Vitamin-D-Spiegel ohne ausreichend Magnesium kann Symptome eines Magnesiummangels verstärken.
- Ohne genügend Magnesium kann überschüssiges Kalzium im Körper verbleiben und zu Verkalkungen führen.

4. Die richtige Dosierung von Magnesium und Vitamin-D

Die optimale Dosierung von Magnesium und Vitamin-D hängt von verschiedenen Faktoren wie Alter, Gesundheitszustand und Lebensstil ab.

4.1. Empfohlene Tagesdosis von Vitamin-D >> offiziell

Altersgruppe	Empfohlene Tagesdosis Vitamin D (IE)
Säuglinge (0–12 Monate)	400–600 IE
Kinder (1–18 Jahre)	600–1000 IE
Erwachsene (19–70 Jahre)	800–2000 IE
Senioren (70+)	1000–4000 IE
Schwangere & Stillende	800–2000 IE

4.2. Empfohlene Tagesdosis von Magnesium >> offiziell

Altersgruppe	Empfohlene Tagesdosis Magnesium (mg)
Kinder (1–3 Jahre)	80 mg
Kinder (4–8 Jahre)	130 mg
Jugendliche (9–13 Jahre)	240 mg
Männer (14–18 Jahre)	410 mg
Frauen (14–18 Jahre)	360 mg
Männer (19–30 Jahre)	400 mg
Frauen (19–30 Jahre)	310 mg

Altersgruppe	Empfohlene Tagesdosis Magnesium (mg)
Männer (31+ Jahre)	420 mg
Frauen (31+ Jahre)	320 mg

Die zuvor angegebenen Werte entsprechen den offiziellen Meinungen, mit denen ich nicht konform gehe, aufgrund meiner Erfahrungen aus der Praxis und die meiner Patienten!

Ich bitte das zu beachten!

5. Beste Kombination von Magnesium und Vitamin-D für optimale Gesundheit

5.1. Die besten Magnesiumquellen

- ✓ Grünes Blattgemüse (Spinat, Mangold)
- ✓ Nüsse und Samen (Kürbiskerne, Mandeln)
- ✓ Vollkornprodukte (Haferflocken, Quinoa)
- ✓ Mineralwasser mit hohem Magnesiumgehalt
- ✓ Magnesiumpräparate (z. B. Magnesiumcitrat oder Magnesiumchlorid)

5.2. Die besten Vitamin-D-Quellen

- ✓ Sonnenlicht (20–30 Minuten täglich)
- ✓ Fettreicher Fisch (Lachs, Makrele)

- ✓ Eier und Milchprodukte
- ✓ Pilze (besonders Shiitake)
- ✓ Hochwertige Vitamin-D-Präparate

Fazit: Magnesium & Vitamin-D als unzertrennliches Duo

Magnesium und Vitamin-D sind eine ideale Kombination für optimale Gesundheit. Ohne Magnesium kann Vitamin-D nicht richtig wirken – und ohne ausreichend Vitamin-D kann Magnesium nicht seine volle Wirkung entfalten.

- Sorgen Sie für eine ausgewogene Versorgung mit beiden Nährstoffen.
- Nutzen Sie Sonnenlicht und eine nährstoffreiche Ernährung als natürliche Quellen.
- Falls nötig, setzen Sie auf hochwertige Nahrungsergänzungsmittel.

Nur gemeinsam entfalten Magnesium und Vitamin-D ihr volles Potenzial für Ihre Gesundheit!

Kapitel 16: Ein ungesundes Frühstück

Warum das Frühstück die wichtigste Mahlzeit des Tages sein sollte

Das Frühstück gilt oft als die wichtigste Mahlzeit des Tages. Nach einer nächtlichen Fastenzeit soll es dem Körper die nötige Energie liefern, um gut in den Tag zu starten. Doch viele Menschen greifen morgens zu ungesunden Lebensmitteln, die mehr schaden als nützen. Ein ungesundes Frühstück kann den Blutzuckerspiegel in die Höhe treiben, den Stoffwechsel verlangsamen und langfristig zu gesundheitlichen Problemen führen.

In diesem Kapitel erfahren Sie, warum viele beliebte Frühstücksoptionen alles andere als gesund sind, welche Auswirkungen sie auf den Körper haben und wie Sie Ihr Frühstück optimieren können, um den Tag mit Energie und Wohlbefinden zu beginnen.

1. Typische ungesunde Frühstücksgewohnheiten

1.1. Zuckerreiche Frühstückscerealien

Viele Menschen beginnen ihren Tag mit Frühstückscerealien, die oft als „gesund" beworben werden. Doch die Realität sieht anders aus:

- ✓ **Hoher Zuckergehalt** – Die meisten Cornflakes, Müslis und Frühstücksflocken enthalten enorme Mengen an Zucker, wenn sie überhaupt aus etwas anderem bestehen!
- ✓ **Geringer Nährwert** – Viele Cerealien sind stark verarbeitet und liefern kaum Vitamine oder Mineralstoffe, wenn überhaupt.
- ✓ **Blutzuckerspitzen und -abfälle** – Nach dem schnellen Anstieg des Blutzuckerspiegels folgt oft ein Energietief.

Alternative: Ungesüßtes Müsli mit Haferflocken, Nüssen und frischem Obst.

1.2. Weißbrot und Backwaren

Brötchen, Croissants oder Toastbrot sind ein fester Bestandteil vieler Frühstücke, und sie sind zwar scheinbar wahnsinnig lecker – doch sie haben ernährungsphysiologisch kaum Vorteile.

- ✓ **Hoher Anteil an einfachen Kohlenhydraten** – Weißmehlprodukte treiben den Blutzucker in die Höhe.
- ✓ **Wenig Ballaststoffe** – Ohne Ballaststoffe bleibt das Sättigungsgefühl nur kurz erhalten.
- ✓ **Oft mit Zusatzstoffen belastet** – Konservierungsstoffe und künstliche Aromen sind häufig enthalten.

Alternative: Vollkornbrot oder Pseudogetreide wie Quinoa und Amaranth.

1.3. Fruchtsäfte und Smoothies

Ein Glas Orangensaft oder ein fertiger Smoothie klingt gesund – enthält aber oft so viel Zucker wie eine Cola.

✓ **Hoher Fruktosegehalt** – Fruchtsäfte enthalten konzentrierte Mengen an Zucker ohne Ballaststoffe.
✓ **Schneller Anstieg des Insulinspiegels** – Der Zucker gelangt rasch ins Blut und verursacht Heißhunger.
✓ **Kaum Vitamine durch Pasteurisierung** – Viele Vitamine werden bei der Herstellung zerstört.

Alternative: Frisches Obst essen oder einen Smoothie mit Gemüse, Eiweiß und gesunden Fetten selbst zubereiten.

1.4. Kaffee auf leeren Magen

Viele Menschen trinken morgens als Erstes eine Tasse Kaffee – oft auf leeren Magen. Dies kann negative Auswirkungen haben:

✓ **Säurebelastung für den Magen** – Kaffee kann die Magenschleimhaut reizen.
✓ **Stresshormone werden aktiviert** – Koffein kann Cortisol erhöhen und den Blutzucker beeinflussen.
✓ **Keine Nährstoffe** – Kaffee liefert keine Energie in Form von Proteinen oder gesunden Fetten.

Alternative: Kaffee nach einer ausgewogenen Mahlzeit trinken oder noch besser durch Kräutertee ersetzen.

2. Die gesundheitlichen Auswirkungen eines ungesunden Frühstücks

Ein schlechtes Frühstück kann weitreichende Folgen für den Körper haben:

- **Energielosigkeit** – Ein schnelles Frühstück mit Zucker und Weißmehl führt oft zu einem Energietief am Vormittag.
- **Gewichtszunahme** – Hoher Zuckerkonsum fördert Fettansammlung und Heißhungerattacken.
- **Blutzuckerschwankungen** – Ein instabiler Blutzuckerspiegel kann langfristig das Diabetesrisiko erhöhen.
- **Konzentrationsprobleme** – Der Mangel an hochwertigen Nährstoffen kann zu einem „Gehirnnebel" führen.

3. Wie sieht ein gesundes Frühstück aus?

Ein optimales Frühstück sollte folgende Bestandteile enthalten:

Gute Proteine – z. B. Eier, griechischer Joghurt, Hüttenkäse oder Nüsse.

Hochwertige Fette – z. B. Avocados, Nüsse, Chiasamen oder Olivenöl.

Komplexe Kohlenhydrate – z. B. Haferflocken, Quinoa oder Vollkornbrot.

Vitamine und Mineralstoffe – z. B. frisches Gemüse, Beeren oder grüne Smoothies.

3.1. Beispiel für ein gesundes Frühstück

Proteinreicher Start: Rührei mit Avocado und Vollkornbrot.

Nährstoffreiche Bowl: Naturjoghurt mit Leinsamen, Nüssen und Beeren.

Power-Smoothie: Grüner Smoothie mit Spinat, Mandelmilch, Chia-Samen und Banane.

Gemüse geht auch: Wenn es nicht totgekocht ist oder in der Mikrowelle ermordet wurde.

4. Praktische Tipps für einen gesunden Start in den Tag

✓ **Planung am Vorabend:** Bereiten Sie Ihr Frühstück vor, um morgens keine ungesunden Entscheidungen zu treffen.

✓ **Gesunde Alternativen finden:** Tauschen Sie verarbeitete Produkte gegen natürliche Lebensmittel aus.

✓ **Genügend Zeit nehmen:** Essen Sie bewusst und nicht in Eile.

✓ **Mit ausreichend Wasser starten:** Trinken Sie morgens ein Glas Wasser, um die Verdauung anzukurbeln.

Fazit: Warum ein gesundes Frühstück Ihr Leben verändern kann

Ein ungesundes Frühstück kann den gesamten Tag beeinflussen – von Ihrer Energie über Ihre Stimmung bis hin zu Ihrer Konzentrationsfähigkeit. Indem Sie bewusst auf nährstoffreiche Lebensmittel setzen, stabilisieren Sie Ihren Blutzucker, fördern Ihre Gesundheit und starten mit mehr Vitalität in den Tag.

- Vermeiden Sie Zuckerfallen und stark verarbeitete Lebensmittel.

- Setzen Sie auf eine Kombination aus Proteinen, gesunden Fetten und komplexen Kohlenhydraten.

- Nehmen Sie sich Zeit für Ihr Frühstück und starten Sie bewusst in den Tag.

Ein gesundes Frühstück ist der Schlüssel zu langfristigem Wohlbefinden und optimaler Leistungsfähigkeit!

Kapitel 17: Sie müssen 3 Bedingungen erfüllen

Warum sind diese drei Bedingungen entscheidend?

Gesundheit, Vitalität und Wohlbefinden sind keine Zufallsprodukte – sie sind das Ergebnis eines bewussten Lebensstils. Viele Menschen versuchen, ihre Gesundheit zu verbessern, ohne genau zu wissen, worauf es wirklich ankommt. Dabei gibt es drei fundamentale Bedingungen, die erfüllt werden müssen, um langfristig gesund, leistungsfähig und voller Energie zu bleiben. Diese drei Bedingungen sind essenzielle Grundpfeiler für einen ausgeglichenen Körper und Geist.

In diesem Kapitel erfahren Sie, welche drei Bedingungen Sie unbedingt erfüllen müssen, um Ihre Gesundheit nachhaltig zu optimieren, Ihre Energie zu steigern und Krankheiten vorzubeugen.

1. Bedingung 1: Die richtige Nährstoffversorgung – Ihr Körper braucht die richtigen Bausteine

1.1. Warum die richtige Ernährung so entscheidend ist

Der menschliche Körper ist ein hochkomplexes System, das kontinuierlich regeneriert wird. Damit dieser Prozess reibungslos ablaufen kann, benötigt er hochwertige Nährstoffe. Ohne die richtige Ernährung fehlen dem Körper die essenziellen Bausteine, um:

- ✓ Zellen zu erneuern und zu reparieren
- ✓ Enzyme und Hormone zu produzieren
- ✓ Das Immunsystem zu stärken
- ✓ Den Stoffwechsel zu regulieren

1.2. Die wichtigsten Nährstoffe für optimale Gesundheit

Proteine: Essenziell für Muskeln, Zellreparatur und Immunfunktion.

Gesunde Fette: Notwendig für das Gehirn, das Nervensystem und die Hormonproduktion.

Kohlenhydrate: Liefern Energie, vor allem aus ballaststoffreichen Quellen wie Gemüse und Vollkornprodukten.

Vitamine & Mineralstoffe: Magnesium, Zink, Vitamin D, B-Vitamine und Omega-3-Fettsäuren sind besonders wichtig.

Wasser: Unterstützt den Stoffwechsel, fördert die Entgiftung und sorgt für eine optimale Zellfunktion.

1.3. Häufige Fehler bei der Nährstoffversorgung

- o Zu viel Zucker und verarbeitete Lebensmittel – sie verursachen Entzündungen und beeinträchtigen den Stoffwechsel.
- o Nährstoffarme Ernährung – eine einseitige oder industriell verarbeitete Ernährung führt zu Mangelerscheinungen.

o Unzureichende Flüssigkeitsaufnahme – zu wenig Wasser kann zu Verdauungsproblemen, Kopfschmerzen und Erschöpfung führen.

1.4. Praktische Tipps für eine optimale Ernährung

✓ Essen Sie täglich frische, unverarbeitete Lebensmittel.

✓ Achten Sie auf eine ausgewogene Makro- und Mikronährstoffversorgung.

✓ Trinken Sie ausreichend Wasser – MINDESTENS 2,5 bis 3 Liter täglich.

✓ Vermeiden Sie industrielle Lebensmittel und setzen Sie auf natürliche, nährstoffreiche Nahrung.

2. Bedingung 2: Die richtige Bewegung – Körperliche Aktivität als Grundlage für Gesundheit

2.1. Warum Bewegung unverzichtbar ist

Körperliche Aktivität ist nicht nur für den Muskelaufbau wichtig, sondern auch für das Herz-Kreislauf-System, das Immunsystem und die psychische Gesundheit. Ein bewegungsarmer Lebensstil ist mit einem erhöhten Risiko für Übergewicht, Diabetes, Herzkrankheiten und Depressionen verbunden.

2.2. Die wichtigsten Vorteile regelmäßiger Bewegung

✓ **Verbessert den Stoffwechsel** – Erhöht den Grundumsatz und verbessert die Nährstoffverwertung.

✓ **Reduziert Stress und verbessert die mentale Gesundheit** – Körperliche Aktivität setzt Endorphine frei.

✓ **Stärkt das Immunsystem** – Regelmäßiger Sport senkt das Risiko für Infektionen.

✓ **Fördert gesunde Gelenke und Muskeln** – Beugt Schmerzen und Bewegungseinschränkungen vor.

2.3. Welche Bewegung ist die beste?

✓ **Krafttraining:** Fördert den Muskelaufbau, erhöht den Grundumsatz und schützt die Knochen.

✓ **Ausdauertraining:** Verbessert das Herz-Kreislauf-System und fördert die Fettverbrennung.

✓ **Flexibilitätstraining:** Yoga oder Stretching verbessern Beweglichkeit und reduzieren Stress.

✓ **Alltagsbewegung:** Spazierengehen, Treppensteigen oder Gartenarbeit zählen ebenfalls.

2.4. Praktische Tipps für mehr Bewegung im Alltag

✓ Bewegen Sie sich mindestens 30–60 Minuten täglich, besser sind 90 bis 120 Minuten. Verteilbar!

✓ Nutzen Sie jede Gelegenheit zur Bewegung – nehmen Sie die

Treppe statt des Aufzugs. Gehen Sie den langen Weg, anstatt die Abkürzung.

✓ Machen Sie Sport zu einem festen Bestandteil Ihres Lebens und Ihrer Philosophie.

✓ Finden Sie eine Aktivität, die Ihnen Freude bereitet und Sie motiviert, auch an dunklen Tagen, um langfristig dranzubleiben.

3. Bedingung 3: Die richtige mentale Einstellung – Ihr Mindset bestimmt Ihre Gesundheit

3.1. Die Kraft der Gedanken und Emotionen

Unsere Gedanken und Überzeugungen beeinflussen unsere körperliche Gesundheit. Ein positives Mindset kann Heilungsprozesse unterstützen, während chronischer Stress und negative Gedanken das Immunsystem schwächen und Krankheiten begünstigen.

3.2. Wie Stress die Gesundheit beeinträchtigt

- Erhöht das Risiko für Herz-Kreislauf-Erkrankungen.
- Führt zu hormonellen Ungleichgewichten.
- Schwächt das Immunsystem und erhöht das Infektionsrisiko.
- Verstärkt Entzündungsprozesse im Körper.

3.3. Strategien für eine starke mentale Gesundheit

✓ **Achtsamkeit & Meditation:** Reduziert Stress und fördert Gelassenheit.

✓ **Dankbarkeitspraxis:** Konzentriert den Fokus auf das Positive im Leben.

✓ **Mentale Visualisierung:** Stärkt das Selbstbewusstsein und fördert Zielerreichung.

✓ **Soziale Unterstützung:** Gute Beziehungen sind essenziell für emotionale Stabilität.

Fazit: Die drei essenziellen Bedingungen für ein gesundes Leben

Gesundheit ist kein Zufall, sondern das Ergebnis bewusster Entscheidungen. Wenn Sie diese drei Bedingungen erfüllen, legen Sie das Fundament für ein starkes, energiegeladenes und glückliches Leben.

- Ernähren Sie sich nährstoffreich und versorgen Sie Ihren Körper mit allen essenziellen Bausteinen.

- Bewegen Sie sich regelmäßig, um Ihre körperliche und mentale Gesundheit zu unterstützen.

- Arbeiten Sie an Ihrer mentalen Einstellung, um Stress zu reduzieren und Ihr Wohlbefinden zu steigern.

Indem Sie diese drei Bedingungen erfüllen, können Sie Ihre Gesundheit langfristig verbessern und Ihr volles Potenzial ausschöpfen!

Kapitel 18: Verkalkung – Kalzium am falschen Ort

Warum Kalzium nicht immer gesund ist

Kalzium ist ein lebenswichtiger Mineralstoff, der für den Aufbau und Erhalt von Knochen und Zähnen essenziell ist. Doch was passiert, wenn Kalzium nicht dort bleibt, wo es gebraucht wird?

Viele Menschen leiden unter einer Fehlverteilung von Kalzium, die zu Verkalkungen in Organen, Arterien, Gelenken und Weichteilen führen kann. Diese falsche Ablagerung von Kalzium kann schwerwiegende gesundheitliche Probleme verursachen, darunter Arterienverkalkung (Arteriosklerose), Nierensteine, Gelenkversteifungen und sogar kognitive Beeinträchtigungen.

Doch warum kommt es überhaupt dazu? Und wie kann man die Verkalkung im Körper verhindern oder sogar rückgängig machen?

In diesem Kapitel erfahren Sie, welche Faktoren dazu führen, dass Kalzium an den falschen Stellen landet, welche gesundheitlichen Risiken bestehen und wie Sie Kalzium gezielt steuern können, um Verkalkung zu vermeiden.

1. Warum landet Kalzium am falschen Ort?

1.1. Das Problem mit überschüssigem Kalzium

Viele Menschen nehmen große Mengen an Kalzium über die Nahrung oder Nahrungsergänzungsmittel auf, ohne darauf zu achten, ob ihr Körper dieses Kalzium auch richtig verwerten kann. Ein **Überschuss an Kalzium**, der nicht in den Knochen gespeichert wird, muss vom Körper anderweitig verarbeitet werden. Wenn die Kalziumregulation gestört ist, kann dies zu Ablagerungen führen.

Ursachen für Kalziumablagerungen:

- **Vitamin-D-Mangel** – Ohne Vitamin D kann Kalzium nicht richtig in die Knochen transportiert werden.

- **Vitamin-K2-Mangel** – Vitamin K2 spielt eine entscheidende Rolle bei der Steuerung von Kalzium im Körper.

- **Magnesiummangel** – Magnesium ist notwendig, um Kalzium in den Knochen einzulagern.

- **Chronische Entzündungen** – Entzündliche Prozesse begünstigen die Ablagerung von Kalzium an falschen Stellen.

- **Hormonelle Ungleichgewichte** – Schilddrüsen- oder Nebenschilddrüsenprobleme können zu einer gestörten Kalziumverteilung führen.

1.2. Die Rolle von Vitamin K2 bei der Kalziumverwertung

Vitamin K2 ist der Schlüssel, um Kalzium aus dem Blutkreislauf in die Knochen zu transportieren und Ablagerungen in Arterien oder Organen zu verhindern.

Osteokalzin-Aktivierung: Vitamin K2 aktiviert Osteokalzin, ein Protein, das Kalzium in die Knochen leitet. MGP (Matrix-Gla-Protein): Vitamin K2 aktiviert MGP, das verhindert, dass Kalzium in den Arterien abgelagert wird. Kalzium-Steuerung: Ohne Vitamin K2 bleibt Kalzium oft im Blut und setzt sich in Weichteilen ab.

2. Gesundheitsrisiken durch Kalziumablagerungen

Wenn Kalzium nicht richtig verteilt wird, kann es in verschiedenen Bereichen des Körpers Schaden anrichten:

2.1. Arteriosklerose – Verkalkung der Arterien

- **Was passiert?** Kalzium lagert sich in den Blutgefäßen ab, was die Gefäßwände verhärtet und die Durchblutung einschränkt.
- **Folgen:** Erhöhtes Risiko für Herzinfarkt, Schlaganfall und Bluthochdruck.
- **Lösung:** Mehr Vitamin K2, Magnesium und entzündungshemmende Ernährung.

2.2. Nierensteine – Kalzium an der falschen Stelle

- **Was passiert?** Überschüssiges Kalzium kann mit Oxalaten in den Nieren reagieren und Nierensteine bilden.
- **Folgen:** Schmerzen, Entzündungen und Funktionsstörungen der Nieren.
- **Lösung:** Mehr Wasser trinken, Magnesiumzufuhr erhöhen, Oxalatreiche Nahrung meiden.

2.3. Gelenkverkalkungen und Arthritis

- **Was passiert?** Kalzium lagert sich in Gelenken und Weichteilen ab, was Schmerzen und Bewegungseinschränkungen verursacht.
- **Folgen:** Steifheit, Entzündungen, eingeschränkte Beweglichkeit.
- **Lösung:** Vitamin-K2-reiche Ernährung, entzündungshemmende Maßnahmen.

2.4. Gehirnverkalkung und kognitive Probleme

- **Was passiert?** Kalzium kann sich im Gehirn ansammeln und die Funktion der Nervenzellen beeinträchtigen.
- **Folgen:** Erhöhtes Risiko für Demenz, Alzheimer und kognitive Störungen.

- **Lösung:** Antioxidantienreiche Ernährung, entzündungs-hemmender Lebensstil.

3. Wie verhindert man Kalziumablagerungen?

3.1. Das richtige Kalzium-Magnesium-Verhältnis

Ein gesundes Verhältnis von Kalzium zu Magnesium ist entscheidend, um Kalziumablagerungen zu vermeiden.

Optimales Verhältnis: 1:2 (zwei Teile Magnesium auf einen Teil Kalzium)

Wichtige Magnesiumquellen: Grünes Blattgemüse, Nüsse, Samen, mineralstoffreiches Wasser

3.2. Die Rolle von Vitamin D und K2

- ✓ **Vitamin D verbessert die Kalziumaufnahme** – sorgt aber ohne K2 für Ablagerungen.
- ✓ **Vitamin K2 leitet Kalzium in die Knochen** und verhindert Verkalkung.
- ✓ **Vitamin-D-Quellen:** Sonne, fettreicher Fisch, Eigelb.
- ✓ **Vitamin-K2-Quellen:** Fermentierte Lebensmittel, Leber, Eier, Käse.

3.3. Ernährung und Lebensstil für gesunde Kalziumverwertung

- ✓ Mehr fermentierte Lebensmittel essen (Natto, Sauerkraut, Kefir).
- ✓ Magnesiumreiche Ernährung bevorzugen.
- ✓ Verarbeitete Lebensmittel vermeiden, die Entzündungen fördern.
- ✓ Bewegung und Sport für eine gute Durchblutung und Kalziumregulation nutzen.

Fazit: Kalzium gezielt steuern und Verkalkungen vermeiden

Kalzium ist lebenswichtig, doch es muss am richtigen Ort im Körper landen. Ohne die richtige Balance mit Magnesium, Vitamin-D und Vitamin K2 kann Kalzium in Arterien, Organen und Gelenken Schaden anrichten. Mit einer bewussten Ernährung und gezielten Nährstoffzufuhr kann die Verkalkung verhindert und die Gesundheit langfristig gesichert werden.

- Setzen Sie auf eine ausgewogene Kalzium-Magnesium-Zufuhr.
- Kombinieren Sie Vitamin D mit Vitamin K2, um Ablagerungen zu vermeiden.
- Vermeiden Sie überschüssiges Kalzium aus isolierten Nahrungsergänzungsmitteln.

So bleibt Kalzium genau dort, wo es gebraucht wird – in Ihren Knochen und nicht in Ihren Arterien!

Kapitel 19: Die Erfolgsgeschichte von Magnesium

Magnesium – Der vergessene Mineralstoff mit unglaublichem Potenzial

Magnesium ist ein essenzielles Mineral, das seit Jahrtausenden für seine heilenden Eigenschaften bekannt ist. Doch trotz seiner enormen Bedeutung für die menschliche Gesundheit wurde es lange Zeit unterschätzt. Heute wird immer deutlicher, dass Magnesium nicht nur für starke Knochen und eine gesunde Muskulatur wichtig ist, sondern auch eine entscheidende Rolle bei der Prävention und Behandlung zahlreicher Krankheiten spielt. Die Geschichte von Magnesium ist eine Erfolgsgeschichte – von der Entdeckung bis hin zu modernen wissenschaftlichen Erkenntnissen, die seine Vielseitigkeit belegen.

In diesem Kapitel tauchen wir tief in die faszinierende Entwicklung von Magnesium ein: von den ersten Entdeckungen über seine wissenschaftlich belegten Vorteile bis hin zu realen Erfolgsgeschichten, die zeigen, wie dieses Mineral Leben verändern kann.

1. Die Entdeckung von Magnesium – Ein historischer Rückblick

1.1. Die ersten Hinweise auf die Bedeutung von Magnesium

Die ersten Aufzeichnungen über Magnesium reichen bis ins alte Griechenland zurück. Hippokrates, der als „Vater der Medizin" gilt, erwähnte bereits heilende Quellen, die reich an Magnesium waren. Die alten Ägypter nutzten magnesiumreiche Mineralien zur Wundheilung und Muskelentspannung.

Im 17. Jahrhundert entdeckte der englische Chemiker Joseph Black, dass ein weißes Pulver – bekannt als Magnesiumoxid – aus einer Mineralquelle in Epsom, England, gewonnen werden konnte. Daraus entstand das berühmte „Epsom-Salz", das bis heute für seine entspannenden und entgiftenden Eigenschaften bekannt ist.

1.2. Die wissenschaftliche Erforschung von Magnesium

Im 19. Jahrhundert begannen Chemiker, Magnesium als eigenständiges chemisches Element zu erforschen. Sir Humphry Davy isolierte 1808 erstmals reines Magnesium und erkannte seine metallischen Eigenschaften. Doch erst im 20. Jahrhundert wurde Magnesium als essenzieller Nährstoff für den Menschen anerkannt.

In den 1930er-Jahren wurde entdeckt, dass Magnesium eine Schlüsselrolle in der enzymatischen Regulation des Körpers spielt. Seither haben zahlreiche Studien gezeigt, dass es an über 600 biochemischen Prozessen beteiligt ist – von der Energieproduktion bis hin zur Zellregeneration.

2. Magnesium in der modernen Medizin – Wissenschaftlich belegte Erfolge

2.1. Magnesium und die Herzgesundheit

Studien zeigen, dass Menschen mit einem hohen Magnesiumspiegel ein geringeres Risiko für Herzinfarkte und Schlaganfälle haben. Magnesium hilft dabei, den Blutdruck zu regulieren, verhindert Gefäßverengungen und beugt Herzrhythmusstörungen vor. Meine Großmutter haben wir nach einem Schlaganfall mit einer starken Lähmung nach einem halben Jahr wieder fit bekommen! Von der Lähmung und den anderen Nebensymptomen, war nach 6 Monaten NICHTS mehr da! Sie können sich vorstellen, wie glücklich wir waren!

In einer groß angelegten Untersuchung wurde festgestellt, dass Magnesium das Risiko für koronare Herzerkrankungen um bis zu 45 % senken kann, und für Schlaganfälle um bis zu 85 %.

2.2. Magnesium bei Muskel- und Nervenerkrankungen

Sportler profitieren enorm von Magnesium, da es die Muskelfunktion verbessert und Krämpfen vorbeugt. Magnesium wird häufig zur Behandlung von Muskelzittern, Wadenkrämpfen und Erschöpfung eingesetzt.

Bei Menschen mit neurologischen Erkrankungen wie Multiple Sklerose oder Parkinson konnte eine erhöhte Magnesiumzufuhr die Symptome lindern, nach meiner Erfahrung sogar lösen, was ich einmal wieder als absolut erstaunlich empfand, wenn nicht sogar als ein Wunder

2.3. Magnesium als natürlicher Stresskiller

Magnesium reguliert die Produktion von Cortisol, dem Hauptstresshormon des Körpers. Eine ausreichende Versorgung kann helfen, Stress abzubauen und die Schlafqualität zu verbessern.

In Studien zeigte sich, dass Magnesium Depressionen und Angstzustände reduzieren kann. Patienten, die Magnesium einnahmen, berichteten von mehr innerer Ruhe und einem verbesserten Wohlbefinden.

3. Erfolgsgeschichten: Wie Magnesium das Leben von Menschen verändert hat

3.1. Fallstudie: Von chronischer Migräne zu neuer Lebensqualität

Lisa, 42 Jahre alt, litt seit ihrer Jugend an schweren Migräneattacken. Kein Medikament konnte ihr dauerhaft helfen. Ich empfahl ihr, Magnesium in hoher Dosierung einzunehmen und täglich ausreichend zu trinken. Nach nur drei Monaten täglicher Einnahme hatte sie deutlich weniger Kopfschmerzen und konnte ihr Leben wieder genießen.

3.2. Fallstudie: Magnesium gegen Muskelkrämpfe

Peter, 55 Jahre, war begeisterter Läufer, litt jedoch regelmäßig unter schmerzhaften Muskelkrämpfen. Nachdem er begonnen hatte, täglich Magnesium zu nehmen, wie ich ihm empfohlen hatte, gehörten seine Beschwerden wundersam der Vergangenheit an – und er konnte seine Laufleistung sogar steigern.

3.3. Fallstudie: Ein neuer Weg aus der Depression

Sandra, 38 Jahre alt, kämpfte jahrelang mit Depressionen und innerer Unruhe. Wir hatten mehrere längere Gespräche, und Sie entdeckte, dass Magnesium eine Schlüsselrolle in der Regulation des Nervensystems spielt. Nach sechs Monaten regelmäßiger Magnesiumeinnahme und ausreichender Trinkmenge fühlte sie sich stabiler, entspannter und hatte deutlich mehr Energie. Nach 11 Monaten sprach niemand mehr von Depressionen!

3.4. Fallstudie: Überbeine und Hexenfinger - weg

Frau G. aus Aeschlen berichtet von Überbeinen, die sich innerhalb einer Woche zuerst blau färbten, dann langsam kleiner wurden und nach zwei weiteren Wochen zur normalen Farbe zurückfanden. 6 Wochen später waren sie kaum noch zu sehen. Ein Brennen im linken Handgelenk verschwand ebenso schnell wie das Knarren im linken Knie. Nach acht Wochen Einnahme fühlt sie sich schon wesentlich beweglicher.

3.5. Fallstudie: Tumor – Zustand stark verbessert

Herr M. aus Wabern war wegen eines bösartigen Tumors in der Wirbelsäule von der Hüfte abwärts gelähmt, hatte Schwierigkeiten mit der Verdauung und Schmerzen im ganzen Körper. Erst hatte er einen Prostata-Tumor, der verödet wurde, einen Tumor an der Blase, später Tumore an den Rippen und einen Tumor an der Wirbelsäule, der das Knochenmark verdrängte und zum Absterben brachte. Mit Hilfe von Magnesium-Chlorid, das er seit 4 Monaten zusammen mit Vitamin-B1 einnimmt, hat sich sein Zustand stark verbessert, so, dass er sich heute wesentlich wohler fühlt. Auch die Schmerzen halten sich im erträglichen Rahmen. „Nun ist mein Leben wieder lebenswert und ich hoffe, dass ich es noch einige Jahre genießen kann!"

3.6. Fallstudie: Schmerzen minimiert bis weg

Frau W. aus Erlinsbach, die seit einigen Wochen Magnesium und Vitamin B1 einnimmt, schreibt: „Vielen Dank für das fettlösliche

Vitamin B1. Es hilft wirklich. Die Schmerzen sind auf ein Minimum zurück. Das Leben ist so viel lebenswerter und freudiger."

Ein paar Nachrichten, die ich von Patienten bekommen habe:

Sehr geehrtes Verlagsteam, nach dem Telefonat mit Herrn Hohlstamm von Dehnen zu Wendhausen habe ich Verbände mit Magnesium-Chlorid gemacht, an der Stelle, an der ich mir die Fingerkuppe so massiv abgehobelt hatte. Ich war erstaunt, wie schnell die Wunde abgeheilt und wieder zugewachsen ist! Ganz herzlichen Dank für das Gesundheitscoaching, was ich mit Herrn Hohlstamm von Dehnen erleben durfte! Ich bin so glücklich, dass ich anrufen durfte und so schnell einen Termin bekommen habe und ebenso schnell eine Besserung eingetreten ist! Viele Grüße, Svenja

Sehr geehrter Herr Hohlstamm von Dehnen, seit drei Wochen nehme ich Ihr Magnesium ein und meine allergischen Erscheinungen sind nun fast weg. Ich litt seit frühster Kindheit an Allergien und Asthma, hatte sie auch naturheilkundlich schon sehr gut behandelt, aber nun mit dem Magnesium-Chlorid weitere tolle Fortschritte erzielt! Herzlichen Dank auch für die Möglichkeit des Gesundheitscoachings, bei dem ich noch gezögert hatte dieses bei Ihnen zu buchen. Im Nachhinein bin ich aber doch sehr froh, dass ich es gebucht habe, denn schon alleine die vielen wichtigen Informationen waren es in jedem Fall wert! Jetzt bin ich mit dem Magnesium gerade ebenso erfolgreich dabei, meine Knochenchmerzen (Arthrose) zu behandeln, damit diese auch noch verschwinden, und auch hier habe ich schon eine erhebliche Besserung erfahren. Vielen Dank für das tolle Gespräch und Coaching! Herzlichst, Ihre Carola

Sehr geehrter Herr Hohlstamm von Dehnen, meine Heilpraktikerin hat mir Ihren Verlag und das Magnesium-Chlorid empfohlen, was ich mir gleich über Ihren Shop bestellt hatte. Zu unserer Freude traf bereits am nächsten Tag das Päckchen bei uns ein und ich bereitete mir nach Anleitung die Sole vor. Abends lass ich dann mit großem Interesse das Magnesiummagazin, welches ich mir noch als Download in Ihrem Shop gekauft hatte. All die erfreulichen Berichte und Botschaften darin stimmten mich sehr zuversichtlich, dass es mit der Gesundheit meines Mannes, nach zwei heftigen Operationen während der letzten beiden Jahre, endlich wieder bergauf gehen könnte. Nach nun 6 Wochen kontinuierlicher Einnahme geht es meinem Mann ganz erheblich und ersichtlich besser, wofür ich sehr dankbar bin und mich bei Ihnen auch für die gute und intensive telefonische Beratung bedanke! Wieder mobil zu sein und uns einmal wieder ohne Knochen- und Gelenkschmerzen bewegen zu können ist für uns unbezahlbar! Ganz herzliche Grüße und für Sie alles Gute! Anette

Lieber Herr Hohlstamm von Dehnen, nach nunmehr einmonatiger Einnahme der Magnesium-Chlorid-Sole kann ich Ihnen berichten, dass nicht nur meine ständigen Beinkrämpfe komplett verschwunden sind (und die meiner Tochter auch), sondern auch der ausgesprochen nervige Juckreiz meines Rückens und der Beine ebenso verschwunden ist. Außerdem, es ist fast unglaublich, ist ein Ekzem auf dem Bauch nicht mehr da und ich schlafe deutlich besser und viel ruhiger! Die Dosis von morgens 60 und abends 30 ml ist scheinbar genau für mich richtig und ich bin sehr froh Sie gefunden zu haben! Ihr Gesundheitscoaching hat mir zudem sehr geholfen meine alten Lebensgewohnheiten freudig in neue und gute zu verwandeln. Die doch sehr vielen aber hilfreichen Informationen aus dem Gesundheitscoaching setze ich jeden Tag Stück für Stück um, und erfahre merklich Besserung meines Allgemeinbefindens! Vielen Dank für unser sehr informatives und interessantes Telefongespräch und Ihre vielen hilfreichen Tipps! Mit herzlichem Dank und fröhlichen Grüßen! Sabine

Hallo Herr Hohlstamm von Dehnen, durch Zufall bin ich bei meiner monatelangen Suche nach irgendetwas, was mir helfen könnte auf Ihr Magnesium-Chlorid gestoßen. Acht Monate lang konnte ich nicht mehr gehen, hatte Schmerzen bei der kleinsten Bewegung, konnte keinen Schritt tun, außer mit Krücken oder auf Zehenballen, eine lange und harte Zeit für einen bewegungsfreudigen Menschen wie mich! Die Ärzte diagnostizierten: Arthrose in den Sprunggelenken im fortgeschrittenen Stadium und erklärten mir, da könne man nichts machen, außer Kortison nehmen oder spritzen. Eine Orthopädin empfahl mir Hyaluron-Spritzen, 5- bis 10-mal, pro Spritze 60 €, ein anderer riet mir zu einer Lasertherapie, 30 € pro Sitzung, ca. 8 bis 10 Sitzungen. Hyaluron hatte ich mir schon mal spritzen lassen, ohne Erfolg. Kortison vertrage ich nicht, weder eingenommen noch gespritzt. Die Lasertherapie habe ich kostengünstiger bei meiner Physiotherapeutin ausprobiert, mit dem Effekt, dass ich danach noch mehr Schmerzen hatte. Dann habe ich, anfänglich zögernd und unsicher mit der Einnahme von Magnesium-Chlorid begonnen, nachdem ich zuvor Ihr Gesundheitscoaching gebucht und mir bei Ihnen Rat über die Herstellung und Anwendung geholt habe. An dieser Stelle bedanke ich mich sehr herzlich für das intensive Coaching und Gespräch, bei dem Sie mir Dinge erklärt haben, die ich am besten schon vor Jahren gewusst hätte und die mir eigentlich ein Arzt erklären sollte (würde ich zumindest von einem Arzt oder Heilpraktiker erwarten). Sie haben mich darin bestärkt, die tägliche Sole regelmäßig einzunehmen und für mich fast unglaublich, hat es nur 3 Wochen gedauert, bis ich meine ersten Schritte wieder vorsichtig gehen konnte! Für mich bis heute ein Wunder! Kurze Zeit später waren wieder die ersten Spaziergänge möglich und inzwischen mache ich wieder Yoga, Pilates und fahre sogar wieder Fahrrad, gehe weite Runden an der Isar spazieren. Von allen alltäglichen Erledigungen und Besorgungen, die wieder möglich sind, mal abgesehen, die zuvor eine unüberwindbare Herausforderung darstellten, hat mein Leben wieder erheblich an Lebensqualität gewonnen. Mit der Zeit habe ich noch mehr an Beweglichkeit erreicht und auch die gelegentlichen Schmerzen sind verschwunden. Ich bin überglücklich und sehr dankbar, dass ich Sie und dieses Wundermittelchen gefunden habe, und empfehle Sie und das Magnesium-Chlorid gerne weiter! Vielen Dank für Ihre Unterstützung! Ganz herzliche Grüße! Gerlinde

Bitte hier an dieser Stelle richtig verstehen: Ich freue mich, wenn Sie gewillt sind Ihre gesundheitliche Situation in Angriff zu nehmen und bereit sind, etwas grundlegend zu ändern und dafür in mein Gesundheits-Coaching kommen. Aber die zuvor geschilderten Erfolge sollen hier keine Werbung darstellen, sondern einfach nur dokumentieren, dass es meiner Meinung nach, wie schon vorher im Buch gesagt, immer einen Weg geben kann, und dass niemand sofort verzweifeln muss, sondern man bitte einfach mal an etwas Positives glauben mag und Wege sucht! Und wer Wege sucht, der findet halt auch Wege – aber bitte, das ist nur meine Meinung – BITTE bilden Sie sich Ihre eigene und lassen Sie sich nicht begeistern, weder in die negative noch in die positive Richtung!

Nur, weil andere von der Brücke springen, muss man selbst nicht auch von der Brücke springen. Und nur weil andere gesundheitliche Erfolge mit Magnesium erzielt haben, müssen Sie das nicht auch!

OK?

Aber Sie dürfen natürlich denken, was Sie wollen. Schließlich hat hier ein jeder das Recht auf seine eigene persönliche Meinung!

Und weiter geht es mit:

4. Die besten Magnesiumquellen – Wie Sie von diesem „Wunder-Mineral" profitieren können

4.1. Natürliche Lebensmittel mit hohem Magnesiumgehalt

- ✓ **Grünes Blattgemüse** – Spinat, Mangold, Grünkohl
- ✓ **Nüsse und Samen** – Kürbiskerne, Mandeln, Sonnenblumenkerne
- ✓ **Hülsenfrüchte** – Linsen, Kichererbsen, schwarze Bohnen
- ✓ **Vollkornprodukte** – Haferflocken, Quinoa, Buchweizen
- ✓ **Bitterschokolade** – Kakao enthält große Mengen Magnesium

Fazit: Magnesium als Schlüssel zu mehr Gesundheit und Wohlbefinden

Die Erfolgsgeschichte von Magnesium zeigt, dass dieses Mineral weit mehr ist als nur ein Bestandteil unserer Ernährung. Es ist ein lebenswichtiger Nährstoff, der in nahezu allen Körperprozessen eine Rolle spielt.

- ✓ Magnesium stärkt das Herz, entspannt die Muskeln und fördert die mentale Gesundheit.

- ✓ Die Wissenschaft bestätigt seine vielseitigen gesundheitlichen Vorteile.

- ✓ Durch eine bewusste Ernährung oder gezielte Supplementierung kann jeder von Magnesium profitieren.

Magnesium ist eines der größten Gesundheitsgeheimnisse der Natur – nutzen Sie es für Ihr Wohlbefinden!

Kapitel 20: Was Magnesium dem Körper alles Gutes tut

Magnesium – Das unterschätzte Wundermineral

Magnesium ist eines der wichtigsten Mineralien für den menschlichen Körper. Es wird oft als das „Wundermineral" bezeichnet, da es an über 600 enzymatischen Reaktionen beteiligt ist und nahezu alle Körperfunktionen beeinflusst. Aber das hatte ich ja auch schon ausreichend erwähnt! Trotzdem ist Magnesiummangel weit verbreitet, da viele Menschen nicht ausreichend davon über die Nahrung aufnehmen. Doch warum ist Magnesium so essenziell für unsere Gesundheit?

In diesem Kapitel erfahren Sie die beeindruckenden Vorteile von Magnesium für den Körper, welche Funktionen es unterstützt und wie Sie sicherstellen können, dass Sie täglich genug davon zu sich nehmen.

1. Magnesium für das Nervensystem – Die natürliche Beruhigung für Körper und Geist

1.1. Wie Magnesium das Nervensystem beeinflusst

Magnesium ist ein zentraler Regulator für unser zentrales Nervensystem (ZNS). Es hilft, Nervenimpulse zu steuern, reduziert Stressreaktionen und sorgt für innere Ruhe.

- ✓ **Stressreduktion:** Magnesium reguliert die Produktion von **Cortisol**, dem wichtigsten Stresshormon des Körpers. Ein Magnesiummangel kann zu Nervosität, Angstzuständen und Burnout führen.

- ✓ **Bessere Schlafqualität:** Magnesium fördert die Produktion von **Melatonin**, dem Schlafhormon, und hilft dem Körper, schneller in den Schlaf zu finden.

- ✓ **Schutz gegen Depressionen:** Magnesium wirkt direkt auf die **Neurotransmitterproduktion** und beeinflusst Botenstoffe wie **Serotonin**, das für unser Glücksempfinden verantwortlich ist.

- ✓ **Gehirngesundheit und Gedächtnis:** Studien zeigen, dass Magnesium die **Plastizität des Gehirns** erhöht und das Risiko für Alzheimer und Demenz senken kann.

Fazit: Eine ausreichende Magnesiumversorgung kann helfen, Stress abzubauen, Schlafstörungen zu reduzieren und das Nervensystem zu stabilisieren.

2. Magnesium für die Muskulatur – Entspannung und Leistungsfähigkeit

2.1. Muskelkontraktion und -Entspannung

Magnesium ist essenziell für die Funktion der Muskeln, da es als natürlicher Gegenspieler von Kalzium wirkt. Während Kalzium die Muskelkontraktion fördert, sorgt Magnesium für die Entspannung der Muskeln.

✓ **Verhindert Muskelkrämpfe:** Ein Magnesiummangel kann zu unkontrollierten Muskelzuckungen und Krämpfen führen.

✓ **Unterstützt die Regeneration nach dem Sport:** Magnesium hilft, **Milchsäure** schneller abzubauen und Muskelkater zu reduzieren.

✓ **Verbessert die sportliche Leistungsfähigkeit:** Sportler profitieren von Magnesium, da es den **Energiehaushalt der Muskeln** verbessert.

Fazit: Ob Hobby- oder Leistungssportler – Magnesium ist unverzichtbar für starke, leistungsfähige und entspannte Muskeln.

3. Magnesium für das Herz-Kreislauf-System – Schutz für das wichtigste Organ

3.1. Magnesium und die Herzgesundheit

Magnesium spielt eine entscheidende Rolle in der Regulierung des Blutdrucks und der Funktion des Herzmuskels.

✓ **Blutdrucksenkende Wirkung:** Studien zeigen, dass eine ausreichende Magnesiumzufuhr **hohen Blutdruck** natürlich senken kann.

✓ **Vorbeugung gegen Herzrhythmusstörungen:** Magnesium stabilisiert die elektrische Aktivität des Herzens und beugt Herzrhythmusstörungen vor.

✓ **Reduziert das Risiko für Herzinfarkt:** Magnesium hilft, Arterien zu entspannen und **verhindert Verkalkungen** in den Blutgefäßen.

Fazit: Magnesium ist ein natürlicher Herzschutz, der das Risiko für Bluthochdruck, Arteriosklerose und Herzinfarkt senken kann.

4. Magnesium für die Knochengesundheit – Mehr als nur Kalzium

4.1. Warum Magnesium für starke Knochen unverzichtbar ist

Magnesium ist essenziell für den Knochenaufbau und arbeitet eng mit Kalzium und Vitamin D zusammen.

✓ **Verbessert die Knochendichte:** Magnesium aktiviert Vitamin D, das die Kalziumaufnahme in den Knochen steuert.

✓ **Schützt vor Osteoporose:** Studien zeigen, dass Menschen mit einem niedrigen Magnesiumspiegel ein höheres Risiko für Knochenbrüche haben.

✓ **Fördert den Gelenkschutz:** Magnesium kann Entzündungen in den Gelenken reduzieren und Arthritis vorbeugen.

Fazit: Magnesium ist ebenso wichtig wie Kalzium für gesunde Knochen und schützt vor Osteoporose.

5. Magnesium und der Stoffwechsel – Energie für den Körper

5.1. Warum Magnesium für die Energieproduktion essenziell ist

Magnesium ist ein wichtiger Bestandteil der ATP-Produktion – der Hauptenergiequelle des Körpers.

✓ **Verbessert den Stoffwechsel:** Ohne Magnesium kann ATP, die „Energiewährung" des Körpers, nicht effizient genutzt werden.

✓ **Unterstützt den Blutzuckerhaushalt:** Magnesium hilft, den Blutzuckerspiegel zu stabilisieren und das Risiko für **Diabetes Typ 2** zu senken.

✓ **Reduziert Müdigkeit und Erschöpfung:** Menschen mit chronischer Müdigkeit profitieren oft von einer höheren Magnesiumzufuhr.

Fazit: Magnesium ist der Schlüssel für einen aktiven Stoffwechsel und mehr Energie im Alltag.

6. Wie decke ich meinen Magnesiumbedarf?

6.1. Magnesiumreiche Lebensmittel

- ✓ **Grünes Blattgemüse** (Spinat, Mangold, Grünkohl)
- ✓ **Nüsse und Samen** (Kürbiskerne, Mandeln, Sonnenblumenkerne)
- ✓ **Hülsenfrüchte** (Linsen, Kichererbsen, schwarze Bohnen)
- ✓ **Vollkornprodukte** (Haferflocken, Quinoa, Buchweizen)
- ✓ **Mineralwasser mit hohem Magnesiumgehalt**

6.2. Magnesium als Nahrungsergänzung

- **Magnesiumcitrat:** Sehr gut bioverfügbar, gut für Muskeln und Nerven.
- **Magnesiumglycinat:** Besonders sanft für den Magen, ideal bei Stress.
- **Magnesiumchlorid:** Gut für transdermale Anwendung (Magnesiumöl).

Fazit: Magnesium – Das vielseitige Gesundheitsmineral

Magnesium ist unverzichtbar für die Gesundheit und beeinflusst nahezu jeden Aspekt des Körpers. Von der Nervenfunktion über die Muskeln bis hin zum Herz-Kreislauf-System – eine ausreichende Magnesiumzufuhr ist essenziell.

Sorgen Sie täglich für eine ausreichende Magnesiumzufuhr, sei es über die Ernährung oder gezielte Supplementierung. Achten Sie auf Anzeichen eines Magnesiummangels und gleichen Sie diesen rechtzeitig aus.

Nutzen Sie Magnesium für mehr Energie, bessere Gesundheit und ein ausgeglichenes Wohlbefinden.

Magnesium ist das Geheimnis für ein gesünderes und vitaleres Leben – machen Sie es zu einem festen Bestandteil Ihrer Ernährung!

Kapitel 21: Warum in Chlorid-Form?

Warum ist die richtige Magnesiumverbindung so wichtig?

Magnesium ist ein lebensnotwendiger Mineralstoff, der für Hunderte von enzymatischen Prozessen im Körper benötigt wird. Doch nicht alle Magnesiumverbindungen sind gleich. Die Wahl der richtigen Form entscheidet darüber, wie gut Magnesium vom Körper aufgenommen und verwertet wird.

Magnesium ist in verschiedenen chemischen Verbindungen erhältlich – von Magnesiumcitrat über Magnesiumoxid bis hin zu Magnesiumchlorid. Doch warum sollte gerade die Chlorid-Form bevorzugt werden?

Dieses Kapitel erläutert die besonderen Vorteile von Magnesiumchlorid, seine hohe Bioverfügbarkeit, seine vielseitige Anwendung und warum es eine der besten Magnesiumquellen für den menschlichen Körper ist.

1. Was ist Magnesiumchlorid?

1.1. Die chemische Zusammensetzung von Magnesiumchlorid

Magnesiumchlorid ist eine chemische Verbindung aus Magnesium (Mg) und Chlorid (Cl). Es kommt natürlicherweise in Meerwasser und Salzseen vor und wird oft aus Salzminen oder dem Toten Meer gewonnen.

- **Summenformel:** $MgCl_2$

- **Löslichkeit:** Hoch wasserlöslich, leicht absorbierbar

- **Vorkommen:** Meerwasser, Salzlagerstätten, spezielle mineralische Quellen

Durch seine besondere chemische Struktur ist Magnesium-chlorid **leicht resorbierbar**, was bedeutet, dass der Körper es besonders effizient aufnehmen kann.

2. Vorteile von Magnesiumchlorid gegenüber anderen Magnesiumverbindungen

2.1. Höhere Bioverfügbarkeit als andere Magnesiumver-bindungen

Ein entscheidender Vorteil von Magnesiumchlorid ist seine hohe Bioverfügbarkeit. Das bedeutet, dass der Körper es besonders gut aufnehmen und nutzen kann.

- **Besser als Magnesiumoxid:** Magnesiumoxid hat eine sehr geringe Resorptionsrate (ca. 4 %), während Magnesium-chlorid bis zu **75 % bioverfügbar** ist.

- **Vergleich mit Magnesiumcitrat:** Magnesiumcitrat wird gut aufgenommen, kann jedoch bei empfindlichen Personen zu Durchfall führen. Magnesiumchlorid ist magenfreundlicher.

- **Überlegenheit gegenüber Magnesiumsulfat (Bittersalz):** Magnesiumsulfat wird oft als Abführmittel verwendet und kann zu einer übermäßigen Darmentleerung führen, während Magnesiumchlorid sanfter wirkt.

2.2. Vielseitige Anwendungsmöglichkeiten

Magnesiumchlorid kann oral eingenommen oder äußerlich angewendet werden, wodurch es sich von vielen anderen Magnesiumverbindungen unterscheidet:

- **Orale Einnahme** – Hohe Absorption über den Verdauungstrakt, besonders wirksam für den Zellstoffwechsel.

- **Transdermale Anwendung (Magnesiumöl)** – Magnesiumchlorid kann über die Haut aufgenommen werden, ideal für Menschen mit Magen-Darm-Problemen.

- **Magnesiumbäder** – Entspannend für Muskeln und Nerven, fördert die Regeneration.

2.3. Magnesiumchlorid und die Magenverträglichkeit

Viele Menschen vertragen Magnesiumpräparate nicht gut, insbesondere in hohen Dosen. Magnesiumchlorid hat jedoch eine bessere Verträglichkeit als andere Magnesiumformen:

- **Magnesiumoxid kann den Magen belasten** und zu Verstopfung führen.

- **Magnesiumsulfat wirkt oft abführend**, was zu Elektrolytstörungen führen kann.

- **Magnesiumchlorid ist schonender für den Magen**, wird gut absorbiert und verursacht selten Verdauungsprobleme.

3. Die besonderen gesundheitlichen Vorteile von Magnesiumchlorid

3.1. Magnesiumchlorid für das Nervensystem

- **Reduziert Stress und Angstzustände:** Fördert die Produktion von Gamma-Aminobuttersäure (GABA), einem beruhigenden Neurotransmitter.

- **Verbessert die Schlafqualität:** Unterstützt die Regulierung von Melatonin, dem Schlafhormon.
- **Hilft bei Migräne und Kopfschmerzen:** Fördert die Durchblutung des Gehirns.

3.2. Magnesiumchlorid für die Muskulatur

- **Hilft bei Muskelkrämpfen:** Reguliert die Muskelkontraktion und entspannt verkrampfte Muskeln.

- **Beschleunigt die Regeneration nach dem Sport:** Reduziert Muskelkater und verbessert die Nährstoffaufnahme.

- **Wichtig für Sportler:** Magnesiumchlorid beugt Erschöpfung und Muskelzittern vor.

3.3. Magnesiumchlorid für das Herz-Kreislauf-System

- **Reguliert den Blutdruck:** Wirkt gefäßerweiternd und unterstützt eine gesunde Durchblutung.

- **Schützt vor Arteriosklerose:** Hilft, Kalziumablagerungen in den Gefäßen zu verhindern.

- **Reduziert Herzrhythmusstörungen:** Stärkt die Herzzellen und verbessert die elektrische Signalübertragung.

3.4. Magnesiumchlorid zur Entgiftung und Stärkung des Immunsystems

- **Unterstützt die Leberentgiftung:** Hilft bei der Ausscheidung von Giftstoffen.

- **Stärkt das Immunsystem:** Fördert die Produktion weißer Blutkörperchen.

- **Neutralisiert Übersäuerung:** Wirkt basisch und kann helfen, den pH-Wert des Körpers auszugleichen.

4. Wie sollte Magnesiumchlorid eingenommen werden?

4.1. Dosierungsempfehlungen

Die optimale Dosierung hängt vom individuellen Magnesium-bedarf ab. Hier einige allgemeine Richtwerte:

Personengruppe	Tägliche Dosierung (mg Magnesium)
Erwachsene	300–400 mg
Sportler	400–600 mg
Schwangere	350–400 mg
Stillende Mütter	320–400 mg

✓ **Orale Einnahme:** Magnesiumchlorid in Wasser auflösen und trinken.

✓ **Transdermale Anwendung:** Magnesiumöl auf die Haut auftragen.

✓ **Bäder:** 2–3 Esslöffel Magnesiumchlorid in warmem Wasser auflösen.

Fazit: Warum Magnesiumchlorid die beste Wahl ist

Magnesiumchlorid ist eine der besten Magnesiumquellen, da es hoch bioverfügbar, vielseitig anwendbar und gut verträglich ist.

✓ Hohe Bioverfügbarkeit – Der Körper kann es optimal verwerten.
✓ Sanft für den Magen – Weniger Verdauungsprobleme als andere Magnesiumformen.
✓ Ideal für transdermale Anwendung – Perfekt für Menschen mit empfindlichem Magen.
✓ Breites Anwendungsspektrum – Wirkt auf Nerven, Muskeln, Herz und Stoffwechsel.

Mit Magnesiumchlorid können Sie Ihren Körper effektiv mit diesem essenziellen Mineral versorgen – für mehr Energie, weniger Stress und eine bessere Gesundheit!

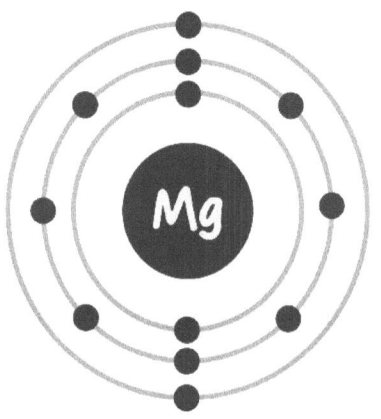

Kapitel 22: Die drei größten Magnesium-Killer

Warum wir trotz guter Ernährung oft an Magnesiummangel leiden

Magnesium ist ein lebensnotwendiger Mineralstoff, den unser Körper für über 600 enzymatische Prozesse benötigt. Doch obwohl viele Menschen glauben, dass sie sich gesund ernähren, leiden sie dennoch an einem latenten Magnesiummangel. Warum ist das so?

Die moderne Lebensweise ist voll von Faktoren, die die Magnesiumaufnahme blockieren oder den Magnesiumverbrauch drastisch erhöhen. Diese versteckten Magnesium-Räuber können unsere Gesundheit erheblich beeinträchtigen, wenn wir sie nicht bewusst reduzieren oder ausgleichen. In diesem Kapitel erfahren Sie, welche die drei größten Magnesium-Killer sind, wie sie wirken und was Sie tun können, um Ihre Magnesiumspeicher zu schützen.

1. Magnesium-Killer Nr. 1: Stress und Cortisol – Der unsichtbare Magnesium-Dieb

1.1. Wie Stress den Magnesiumhaushalt zerstört

Unser Körper reagiert auf Stress mit der Freisetzung von Cortisol und Adrenalin. Diese Stresshormone erhöhen kurzfristig unsere

Leistungsfähigkeit, setzen aber auch große Mengen an Magnesium frei, das über den Urin ausgeschieden wird.

- **Chronischer Stress führt zu einem erhöhten Magnesiumverbrauch** – je mehr Stress, desto schneller leeren sich die Magnesiumspeicher.

- **Cortisol hemmt die Magnesiumaufnahme im Darm** und fördert stattdessen die Kalziumaufnahme, was zu einem Ungleichgewicht führt.

- **Dauerstress kann zu Muskelkrämpfen, Nervosität und Erschöpfung führen**, da Magnesium fehlt, um die Nerven zu beruhigen.

1.2. Was tun gegen Stress als Magnesium-Killer?

✓ **Achtsamkeit und Meditation** – Schon 10 Minuten pro Tag können den Cortisolspiegel senken.

✓ **Bewegung in den Alltag integrieren** – Sanfte Bewegung wie Yoga oder Spazierengehen hilft, Stresshormone abzubauen.

✓ **Magnesium gezielt zuführen** – Magnesiumglycinat oder Magnesiumcitrat helfen, die stressbedingten Verluste auszugleichen.

✓ **Ausreichend Schlaf** – Schlafmangel verstärkt die Wirkung von Cortisol und fördert den Magnesiumabbau.

2. Magnesium-Killer Nr. 2: Zucker und raffinierte Kohlenhydrate

2.1. Warum Zucker den Magnesiumbedarf erhöht

Zucker und raffinierte Kohlenhydrate gehören zu den größten Magnesium-Killern in der modernen Ernährung. Jede Verstoffwechselung von Zucker verbraucht Magnesium, was langfristig zu einem Defizit führen kann.

- **Für den Abbau von 1 Molekül Zucker werden mehrere Magnesiumionen benötigt** – je mehr Zucker konsumiert wird, desto höher der Magnesiumverlust.

- **Hoher Zuckerkonsum fördert Insulinresistenz und Entzündungen**, die den Magnesiumstoffwechsel zusätzlich belasten.

- **Zucker blockiert die Magnesiumaufnahme im Darm**, wodurch weniger Magnesium in den Blutkreislauf gelangt.

2.2. Wie kann man Zucker als Magnesium-Killer neutralisieren?

✓ **Natürliche Süßungsmittel nutzen** – Stevia oder Xylit sind bessere Alternativen als raffinierter Zucker.

✓ **Ballaststoffe erhöhen** – Sie verlangsamen die Zuckeraufnahme und helfen, den Blutzucker stabil zu halten.

✓ **Komplexe Kohlenhydrate bevorzugen** – Vollkornprodukte und Hülsenfrüchte setzen Zucker langsamer frei.

✓ **Magnesiumreiche Lebensmittel gezielt kombinieren** – Magnesiumhaltige Nahrung kann helfen, den Verlust durch Zucker zu kompensieren.

3. Magnesium-Killer Nr. 3: Koffein, Alkohol und Diuretika

3.1. Wie Koffein den Magnesiumverlust beschleunigt

Viele Menschen beginnen ihren Tag mit Kaffee oder Tee – doch Koffein hat eine diuretische Wirkung und verstärkt die Ausscheidung von Magnesium über die Nieren.

- Koffein stimuliert die Nierenaktivität, wodurch vermehrt Magnesium ausgeschieden wird.
- Hoher Kaffeekonsum kann zu Nervosität, Schlafproblemen und Muskelkrämpfen führen, da Magnesium fehlt.

- Energiegetränke enthalten oft hohe Mengen Koffein und Zucker, was den Magnesiumverlust zusätzlich verstärkt.

3.2. Wie Alkohol den Magnesiumhaushalt belastet

Alkohol hat ebenfalls eine harntreibende Wirkung und sorgt für eine verstärkte Ausscheidung von Elektrolyten wie Magnesium.

- **Alkohol hemmt die Magnesiumaufnahme im Darm** und blockiert die Aufnahme in die Zellen.

- **Chronischer Alkoholkonsum führt oft zu schweren Magnesiummängeln**, die neurologische Störungen verursachen können.

- **Magnesium ist entscheidend für die Entgiftung der Leber** – ein Mangel verstärkt alkoholbedingte Schäden.

3.3. Diuretika und ihre negativen Auswirkungen auf Magnesium

Viele Menschen nehmen entwässernde Medikamente (Diuretika) gegen Bluthochdruck oder Wassereinlagerungen ein. Doch diese Medikamente schwemmen nicht nur überschüssiges Wasser aus, sondern auch lebenswichtige Mineralstoffe wie Magnesium.

- Regelmäßige Einnahme von Diuretika kann zu chronischem Magnesiummangel führen.

- Diuretika erhöhen das Risiko für Muskelkrämpfe, Herzrhythmusstörungen und Bluthochdruck durch den Verlust von Magnesium.

- Besonders Schleifendiuretika (z. B. Furosemid) verstärken die Magnesiumausscheidung drastisch.

3.4. Wie kann man Koffein, Alkohol und Diuretika als Magnesium-Killer ausgleichen?

✓ **Koffeinkonsum reduzieren** – Maximal 2 Tassen Kaffee pro Tag, idealerweise mit viel Wasser.

✓ **Alkoholkonsum moderieren** – Nach jedem alkoholischen Getränk ein Glas Wasser trinken.

✓ **Mineralstoffreiche Ernährung priorisieren** – Magnesiumreiche Lebensmittel helfen, Verluste auszugleichen.

✓ **Alternativen zu Diuretika finden** – Natürliche Entwässerungsmethoden wie Brennnesseltee oder kaliumreiche Lebensmittel nutzen.

Fazit: Die drei größten Magnesium-Killer bewusst reduzieren

Viele Menschen leiden an Magnesiummangel, ohne es zu wissen – und die Schuldigen sind oft Stress, Zucker und bestimmte Genussmittel. Doch mit dem richtigen Wissen kann man diese Magnesium-Räuber minimieren und seinen Magnesiumhaushalt gezielt stärken.

- ✓ Reduzieren Sie Stress durch Achtsamkeit, Bewegung und Magnesiumreiche Ernährung.

- ✓ Vermeiden Sie übermäßigen Zuckerkonsum und setzen Sie auf natürliche Alternativen.

- ✓ Begrenzen Sie Koffein und Alkohol, um Magnesiumverluste zu minimieren.

Indem Sie die drei größten Magnesium-Killer in den Griff bekommen, sorgen Sie für eine optimale Magnesiumversorgung und langfristige Gesundheit!

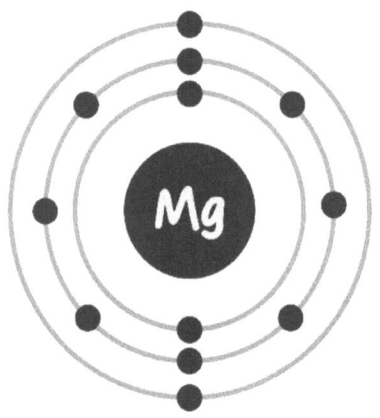

Das sind Erfahrungen von Menschen

Bilden Sie sich Ihre eigene Meinung und Erfahrung

Vom Rollstuhl in den Central-PARK!

Laut einer Ernährungswissenschaftlerin, beugt Magnesium-Chlorid rund 100 Krankheiten und Beschwerden vor und/oder heilt diese, allergische Beschwerden wie Asthma, Migräne, allergische Rhinitis, Juckreiz und Ekzeme, ängstliche Übererregbarkeit, Spannungsgefühl in der Brust, Ermüdung der Stimme, tetanisches Pseudoasthma, Atemnot, Zittern, nervöse Krisen, allgemeine Kopfschmerzen, Schwindel, Schlaflosigkeit, Kreislaufbeschwerden, Asthenie, Augenermüdung, Krämpfe, Kribbelgefühl, vor allem in den Beinen. Ferner Skelett-, Thorax- und Bandscheibenbeschwerden, mangelnde Kalzifizierung der Knochen, Arthrose, Arthritis, Polyarthritis, Krebs, Haarprobleme, Magen- und Verdauungsbeschwerden und Krankheiten, Verkalkungen, Demenz, Erkältungen, Hautkrankheiten aller Art, Herzkrankheiten, Diabetes, Gedächtnisprobleme, Folgen von Schlaganfällen wie Lähmungen etc., Krampfadern, … ; ein Wahnsinn!

So sind es wohl noch weit über 100, und laut aktuellen Studien könnte man tatsächlich behaupten, dass es unmöglich ist, krank zu werden, wenn der Körper ausreichend mit Magnesium versorgt wird. Oder umgekehrt: Würde man seinem Körper ausreichend Magnesium zuführen, wäre es eigentlich unmöglich krank zu werden oder zu bleiben! Meine persönlichen Erfahrungen, mit 5 Kindern und großer Familie, zeigen dies sehr deutlich!

Hierzu ein Beispiel: Eine Frau in New York litt über zwanzig Jahre an Polyarthritis, verbrachte vierzehn Jahre mit fast unerträglichen Schmerzen im Rollstuhl. Ihre Hände waren verkrüppelt mit zwei Zentimeter hohen Kalkablagerungen an den Knöcheln. Sie konnte nicht mehr selbständig essen und gehen.

Bei einem zehnminütigen Telefongespräch schrie sie zwei- bis dreimal laut auf vor Schmerz. Morphin und andere Schmerzmittel halfen nicht mehr. Nachts konnte sie nur noch in kurzen Intervallen von höchstens zehn Minuten schlafen. Ihre tägliche Ration an Medikamenten bestand aus zweiunddreißig (!!!) verschiedenen Tabletten und Kapseln, die sie mittels eines Schiebers mit beiden Händen in den Mund befördern konnte. Dazu trank sie Wasser aus einem Röhrchen. Drei Personen kümmerten sich rund um die Uhr um sie. Im Januar 2006 riet man ihr, Magnesium-Chlorid einzunehmen, und zwar 120g auf einen Liter Wasser in einer Literflasche aus Glas.

Davon solle sie vor dem Frühstück trinken und abends. Ende Mai 2006 hatten sich die Überbeine an den Fingergelenken zurückgebildet, die Schmerzen aber nur geringfügig nachgelassen. Darauf empfahl man ihr, Vitamin B1 („Milgamma-Protekt-Filmtabletten" Vitamin B1, gibt es in der Apotheke) und B6 einzunehmen: 4 Tabletten am ersten Tag, 3 Tabletten am zweiten Tag, 2 Tabletten am dritten Tag und dann zehn Tage lang noch je eine Tablette, sowie ab sofort alle Medikamente wegzulassen, da diese mehrheitlich nur die Nebenwirkungen des vorhergehenden Medikamentes unterdrücken sollten und ihr Magen die 32 Tabletten nicht verkraften konnte. Vier Tage später berichtete sie, dass die Schmerzen verschwunden waren und sie wieder gehen konnte! „Ich habe die Krücken in die Ecke gestellt und den Rollstuhl zusammengeklappt.

Das Schönste ist: Ich habe mir einen Apfelstrudel gebacken", erzählte sie freudig „mit allem Drum und Dran, wie Teig zubereiten, Äpfel schälen, Teig aus-wallen und in der Luft zu einem dünnen Gebilde ausziehen! Ich habe alle Medikamente weggelassen – bis auf eines gegen Magenbeschwerden. Es geht mir blendend – bis auf kleinere Magenbeschwerden!"

Auf die Frage, ob sie beim verbleibenden Medikament als ehemalige Krankenschwester die Nebenwirkungen studiert habe, bot sie an, dies zu tun und siehe – in der Packungsbeilage stand: Kann Magenbeschwerden verursachen! Nach wenigen Wochen ging sie fast täglich in den Central Park von New York spazieren. In der Zwischenzeit nimmt sie weiter eine Tablette Vitamin B1 (Milgamma) am Morgen und eine sechs Stunden später.

Im August 2006, also sieben Monate nach Beginn der Therapie mit Magnesium-Chlorid, meldete sie ein neues Erfolgserlebnis: Sie hat zum ersten Mal seit über zwanzig Jahren einen Scheck unterschrieben. Sie litt so stark unter Tremor senilis (Alterszittern) und Schmerzen, dass ihr das Schreiben nicht mehr möglich gewesen war. Mit dem fettlöslichen Vitamin B1 (nur im Milgamma-Protekt) verhindert sie das Alterszittern und die Schmerzen, ohne, dass Nebenwirkungen auftraten.

Bitte verstehen Sie das richtig: Das ist hier weder eine Empfehlung noch eine Anweisung Ihre Medikamente einfach wegzulassen oder abzusetzen. Dazu sollten Sie unbedingt vorher Ihren Arzt befragen!

Sondern: Es ist ein Erfahrungsbericht!

Auch heute noch geht sie fast täglich in den Central Park, macht ihre Einkäufe und ihren Haushalt selbst und muss nur in Ausnahmefällen ein Schmerzmittel nehmen. Abgesehen davon, dass ein Leben, das nur noch aus Leiden bestand, wieder in ein lebenswertes verwandelt wurde, bedeutet dies auch noch die Einsparung von drei Arbeitsstellen im Gesundheitswesen und beträchtliche Kosteneinsparung bei Medikamenten.

Es ist wirklich absolut verrückt: Magnesium-Chlorid kann unterstützend helfen Knorpel und Gelenke wiederaufzubauen, kann dabei helfen Osteoporose, Bandscheibenschwund zu verhindern und die damit verbundenen Schmerzen. Ana Maria Bergasa, ist das beste Beispiel dafür. Schon im Alter von 19 Jahren begann sie, unter Rückenschmerzen zu leiden – den ersten Anzeichen einer Arthrose. Hinzu kamen Furunkel. Nach der Geburt ihres vierten Kindes litt sie an solch starkem Bandscheibenschwund mit Rückenschmerzen, dass sie die nachfolgenden 21 Jahre in Stützkorsett und Rollstuhl verbringen musste.

Mit 43 Jahren wollte ein berühmter Chirurg sie operieren. Nach einer Untersuchung eröffnete er ihr, dass ihre Knochen morsch und brüchig seien, wie die einer 87-jährigen Frau. Dem Oberschenkel entnommener Knochenspan würde deshalb am Rücken nicht mehr anwachsen.

Da las sie in einem Buch, dass Magnesium-Chlorid gegen ihre Furunkel wirken dürfte. Obwohl sie sehr skeptisch war, probierte sie das Magnesium-Chlorid aus. Schon nach wenigen Wochen waren die Furunkel und die Schmerzen verschwunden! Einige

Zeit später konnte sie eine Stelle als Chefin in einem Reformhaus annehmen. Sie fühlte sich von Tag zu Tag besser und war auch nicht mehr auf den Rollstuhl angewiesen.

Doch am unglaublichsten jedoch waren die Resultate der Untersuchungen ihres Knochengerüstes einige Zeit später: Nun wies sie mit Mitte vierzig die Knochendichte einer 27-Jährigen auf. Sie hatte einzig Magnesium-Chlorid genommen und zugleich die Nahrung etwas umgestellt. Statt Weißbrot, Butter und Marmelade nahm sie jetzt eher dunkle Schokolade, Vollkornbrot und zwischendurch Mandeln und Nüsse zu sich. Auf diese Weise erschloss sie sich unbewusst noch zusätzliche Magnesiumquellen.

Ohne Magnesium können Zellen entarten

Die zwei für viele PatientInnen wichtigsten Erkenntnisse überhaupt sind erstens über eine Studie 24'557 bösartige Tumore betreffend, die fast ausschließlich dort auftraten, wo Böden und Trinkwasser wenig Magnesium aufwiesen. Vor allem Magenkrebs kommt bei Magnesiummangel häufig vor. Zweitens berichtete eine japanische Gruppe von einer an lebenden menschlichen Zelle durchgeführte Studie, die gezeigt hatte, dass bei der Zellteilung ein Minimum von 10 mmol Magnesium vorhanden sein muss, damit keine Fehler entstanden. Sank der Magnesiumgehalt unter 10 mmol, so entstanden nur noch entartete Zellen.

Das würde erklären, warum bei KrebspatientInnen manchmal innerhalb weniger Tage eine große Anzahl Metastasen im ganzen Körper entstehen. Es wäre schön, wenn Magnesium diesen

Trend verhindern könnte! Mehrfach wird über Zysten in der Brust berichtet, die nach einer Behandlung mit Magnesium-Chlorid verschwanden, ohne dass eine Operation nötig war. Magnesium-Chlorid kann Prostatabeschwerden lindern.

Ein Magnesiumdefizit kann bestimmte Darmstörungen wie Zöliäkie, Dünndarmresektion, Kolitis, chronische Enterkolitis hervorrufen. Magnesium-Chlorid kann helfen bei Stress, Nervenleiden und vielen anderen Beschwerden.

In meinem Bekanntenkreis sind mir viele Fälle bekannt, wo nach der Einnahme von Magnesium-Chlorid keine Krämpfe mehr auftraten, die Pickel verschwanden oder nach einer Chemotherapie trotz schlechter Prognose während vorläufig einem Jahr keine Metastasen mehr auftraten.

Personen berichten, dass sie bei Gelenkbeschwerden eine wesentliche Verbesserung feststellen konnten, dass „Überbeine" im Bereich der Achseln, der Hände, der Hüften, der Wirbelsäule und an den Knien innerhalb von wenigen Monaten verschwanden und die Gelenke sich wieder wie geschmiert anfühlten. Alle bestätigten zudem, sie würden jetzt mehrere Jahre ohne Grippe und Erkältungen leben – ganz im Gegensatz zu vorher, wo sie mehrmals im Jahr erkältet waren.

Eine Frau verbrannte sich am Backofen den Mittelfinger. Wenige Minuten später entstand trotz sofortiger 5 Minuten dauernder leichter Kühlung eine 12 mal 6 Millimeter große Brandblase. Daraufhin goss sie Magnesium-Chloridlösung über die Blase und befestigte eine mit der gleichen Lösung durchfeuchtete Gaze mit einem Verbandpflaster. Wie vorausgesagt verschwand der

Schmerz nach 10 Sekunden tatsächlich! Am selben Abend wollte sie das Resultat ihren Kollegen vom Turnverein zeigen – doch es gab nichts mehr zu sehen! Nicht die geringste Hautveränderung wies auf eine Beschädigung hin.

Und diese Erfahrung habe ich selbst ebenso gemacht, beim Plätzchenbacken am Backofenbech verbrannt. Da so wirklich übel aus und gerade einmal 12 Stunden später war da einfach nichts mehr! Hätte ich in diesen 12 Stunden Jesus getroffen, hätte niemand etwas gesagt und es ein Wunder genannt. So kann man sich nun überlegen, wie man es nennen will, auch ohne religiösen Hintergrund!

Also. Was soll ich da noch sagen oder schreiben! Eigentlich ist ja alles gesagt! Oder?

Aber ich sag es hier ganz einfach noch einmal ganz deutlich: Magnesium ist kein Wundermittel! So etwas gibt es nicht!

Aber wissen Sie: ich würde eher unseren Körper mit seinen fantastischen Funktionen und automatischen Prozessen als ein Wunderwerk betrachten. Und wenn Sie diesem das geben, was er benötigt, um seinen optimalen Job zu machen, dann macht dieser ganz einfach seinen Job, und zwar optimal! Und hier würde ich auch sagen, dass der Mensch sicherlich weit in der Medizin und Forschung ist, aber noch lange nicht weiß, zu was unser Körper alles fähig ist!

Ein interessantes verwandtes Beispiel fällt mir dazu ein. Es ist wie mit den Meerestiefen auf unserem Planeten: Wir fliegen zum Mond und haben Mini-Telefone, ach was sage ich, Mini-Computer, mit denen wir unterwegs alle Informationen abrufen kön-nen. Aber wir sind nicht fähig, in die tiefsten Tiefen des Meeres abzutauchen und wissen auch nicht, was sich an diesen Stellen befindet. Ich nenne es einmal eine „fortschrittliche Armut"!

So bleibt sicherlich noch viel, was es zu entdecken gibt, ob am Meeresgrund oder in unserem Körper! Und es wird mit Sicher-heit noch ein Weilchen dauern, bis wir schlauer geworden sind und mehr und mehr von und über uns selbst verstehen werden und über dieses einzigartige Universum, mit seinen grandiosen, phantastischen Aspekten und Vorkommnissen!

Lesen Sie jetzt noch die letzten Kapitel! Und wenn Sie dann Lust haben, gesundheitliche Nägel mit Köpfen zu machen, und ge-sund steinalt werden wollen, dann freue ich mich von Ihnen zu hören!

Schlusswort und DANKE!

Ihre Reise zu mehr Gesundheit und Wohlbefinden

Liebe Leserin, lieber Leser,

Ich will ganz ehrlich zu ihnen sein:

Nur weil man weiß, wie Gesundheit und Fitness funktionieren, bedeutet das nicht, dass das, was man (ich) weiß und täglich selbst praktiziere, auch die Familie tut. Gesundheit ist ein Thema, so wie die eigene Lebensgestaltung auch, dass jeder für sich selbst gestalten muss, und sich entweder für das Gute oder für Leid entscheidet. Und das ist auch gut so!!

Und so ist es bis heute geblieben, in meiner Familie und bei meinen Kindern, und auch bei unseren Kunden und meinen Patienten! Ich kann nur immer wieder sagen, wie es funktioniert und was gut wäre zu tun.

Wenn aber der oder die Betroffene selbst uneinsichtig ist, und weiterhin, vielleicht aus Bequemlichkeit das tut, was zu körperlicher Einschränkung/Krankheit geführt hat oder führt, dann ist das wohl leider so!

Für mich als Therapeut und Coach steht allerdings fest, dass es meiner Meinung nach weder unheilbare Krankheiten gibt (NUR MEINER MEINUNG UND ERFAHRUNG NACH!!), noch, dass man nichts tun könnte, wenn der Körper nach jahrelanger Ausbeutung und Verdrängung darüber, ihm täglich das zu geben, damit er auch morgen noch gut funktioniert. Die meisten werden erst wach und bemerken, dass sie sich um ihren Körper kümmern müssen, wenn der sagt "ich jetzt kann nicht mehr"!

Aber warum so spät??

Auf diese Frage haben die wenigsten eine Antwort! Leider!!

Darum warten Sie nicht länger! Unternehmen Sie endlich etwas! Sie haben nur diesen einen Körper!

Wenn Sie wollen und Sie an sich und an Ihrer Gesundheit ernsthaftes Interesse haben, können Sie mich über den Lebensfreudeverlag unter der Telefonnummer 0 57 23 / 9 89 00 07 erreichen und wir sprechen einmal ernsthaft über Ihren Gesundheitszustand und was Sie selbst tun können, damit sich hier grundlegend etwas zum Positiven ändert, was MEINER MEINUNG nach immer möglich ist!

Ich hoffe, Sie konnten hier aus diesem Leitfaden einige tolle Infos für sich rausziehen und setzen das einfach um, anstatt es nur zu denken, denn dafür sind die Infos da! Und lassen Sie mich noch abschließend sagen: Sollte ich Ihnen mit meiner Wortwahl zu nahegekommen sein, so liegt das nur in der Absicht, nicht drumherumzureden, denn das hilft niemandem, sondern ganz einfach ganz klar zu sagen, was Sache ist, damit SIE so für sich das Beste daraus machen können!

Mit diesem Buch haben Sie jetzt einmal eine vielleicht umfassende Reise durch die faszinierende Welt meines Lebens, meiner und die Erfahrungen anderer, und in die des Magnesiums unternommen. Sie haben erfahren, warum dieses essenzielle Mineral für den menschlichen Körper so unverzichtbar ist, welche lebenswichtigen Funktionen es erfüllt und wie Sie es gezielt für Ihre Gesundheit nutzen können. Sie haben gelernt, welche Magnesiumquellen am besten sind, wie sich Mangelerscheinungen bemerkbar machen und wie Sie Ihre tägliche Magnesiumzufuhr optimieren können.

Doch das Wichtigste ist:

Sie haben nun das Wissen, um selbst aktiv für Ihre Gesundheit zu sorgen!

Dieses Buch war mehr als nur eine Sammlung wissenschaftlicher Fakten – es war eine Einladung zur bewussten Gesundheitsverantwortung. Denn wahre Gesundheit beginnt mit dem Verständnis für unseren Körper und der bewussten Entscheidung, ihm das zu geben, was er braucht. Sie sind nun in der Lage, Ihr Wohlbefinden nachhaltig zu verbessern, Krankheiten vorzubeugen und mehr Energie für Ihren Alltag zu gewinnen. Dafür danke ich Ihnen von Herzen, denn Ihre Gesundheit liegt mir am Herzen.

Rückblick: Was haben Sie aus diesem Buch gelernt?

Wir haben gemeinsam viele Themen beleuchtet, die Ihnen geholfen haben, **die Bedeutung von Magnesium in Ihrem Leben zu verstehen**. Lassen Sie uns noch einmal die wichtigsten Erkenntnisse zusammenfassen:

✓ **Magnesium ist lebensnotwendig** – Es ist an über 600 enzymatischen Prozessen beteiligt und beeinflusst alles von der Energieproduktion bis hin zur Muskelentspannung und Herzgesundheit.

✓ **Ein Magnesiummangel bleibt oft unbemerkt** – Symptome wie Müdigkeit, Muskelkrämpfe, Kopfschmerzen, Stressanfälligkeit und Schlafprobleme sind häufige Anzeichen.

✓ **Nicht alle Magnesiumformen sind gleich** – Magnesiumchlorid bietet eine besonders hohe Bioverfügbarkeit und kann sowohl innerlich als auch äußerlich angewendet werden.

✓ **Eine gesunde Ernährung allein reicht oft nicht aus** – Moderne Lebensmittel enthalten durch ausgelaugte Böden oft weniger Magnesium als früher, daher kann eine gezielte Supplementierung sinnvoll sein.

✓ **Die größten Magnesium-Killer kennen und vermeiden** – Stress, Zucker, Koffein, Alkohol und entwässernde

Medikamente können Magnesiumdepots leeren.

✓ **Magnesium als Schlüssel zu einem vitalen Leben nutzen** – Wer Magnesium gezielt einsetzt, kann langfristig von mehr Energie, besserem Schlaf, einem stabilen Nervensystem und einer verbesserten Herzgesundheit profitieren.

Ihr nächster Schritt: Die Umsetzung in den Alltag

Das Wissen um Magnesium ist der erste Schritt – doch entscheidend ist die konsequente Umsetzung in den Alltag. Denn wahre Veränderungen geschehen nur durch kontinuierliche Gewohnheiten. Hier sind einige praktische Tipps, die Ihnen helfen, Magnesium optimal zu nutzen:

✓ **Erstellen Sie einen Ernährungsplan** mit magnesiumreichen Lebensmitteln wie grünes Blattgemüse, Nüsse, Samen, Vollkornprodukte und Kakao.

✓ **Nutzen Sie Magnesiumchlorid für verschiedene Anwendungen**, sei es als Nahrungsergänzung, als transdermales Magnesiumöl oder als entspannendes Fußbad.

✓ **Achten Sie auf Ihre Magnesium-Killer** und reduzieren Sie schädliche Gewohnheiten wie übermäßigen Zuckerkonsum oder Stress.

- ✓ **Führen Sie ein Gesundheitstagebuch**, um Ihre Fortschritte zu dokumentieren und herauszufinden, welche Magnesiumquellen Ihnen besonders guttun.

- ✓ **Bleiben Sie konsequent!** Magnesium zeigt seine beste Wirkung bei regelmäßiger Anwendung, also machen Sie es zu einem festen Bestandteil Ihrer Gesundheitsroutine.

Mein Dank an Sie!

Ich möchte mich an dieser Stelle herzlich bei Ihnen bedanken. Dass Sie dieses Buch gelesen haben, zeigt Ihr Interesse an Ihrer eigenen Gesundheit und Ihrem Wohlbefinden. Dies ist der wichtigste Schritt auf dem Weg zu einem vitaleren Leben – und ich freue mich, dass Sie diesen Schritt gegangen sind!

Ein großes DANKE geht an alle, die dazu beigetragen haben, dass dieses Buch entstehen konnte: Wissenschaftler, Ärzte, Therapeuten und vor allem die vielen Menschen, die mir mit ihren persönlichen Erfolgsgeschichten über Magnesium geholfen haben, den Wert dieses Minerals noch besser zu verstehen.

Aber vor allem danke ich **Ihnen**, liebe Leserin, lieber Leser. Ihre Gesundheit liegt in Ihren Händen – und ich hoffe, dass dieses Buch Ihnen das Wissen und die Motivation gegeben hat, **Ihre eigene Gesundheitsreise aktiv zu gestalten.**

Teilen Sie Ihr Wissen und Ihre Erfahrungen

Wenn Ihnen dieses Buch gefallen hat und Sie von Magnesium profitieren konnten, dann teilen Sie Ihr Wissen mit anderen!

✓ **Empfehlen Sie dieses Buch weiter**, damit auch Ihre Familie und Freunde von den wertvollen Informationen profitieren können.

✓ **Teilen Sie Ihre Erfahrungen mit Magnesium**, sei es in sozialen Medien oder in Gesundheitsforen. Sie könnten anderen Menschen damit enorm helfen!

✓ **Bleiben Sie in Verbindung!** Es gibt immer neue wissenschaftliche Erkenntnisse rund um Magnesium – abonnieren Sie Gesundheitsblogs oder Fachmagazine, um stets auf dem neuesten Stand zu bleiben.

Gesundheit ist kein Zufall – Sie haben es selbst in der Hand!

Gesundheit ist ein Prozess – kein Ziel. Jede kleine Veränderung in Ihrem Lebensstil, jede bewusste Entscheidung für gesunde Nahrung und jede Portion Magnesium, die Sie Ihrem Körper zuführen, bringt Sie Ihrem Ziel eines vitalen und gesunden Lebens näher.

➤ Achten Sie auf Ihren Körper – er spricht mit Ihnen.
➤ Nutzen Sie Magnesium bewusst – es ist ein Geschenk der Natur.
➤ Bleiben Sie offen für neue Erkenntnisse und probieren Sie aus, was Ihnen guttut.

Sie sind jetzt bestens gerüstet, um Magnesium in Ihr Leben zu integrieren und von all seinen Vorteilen zu profitieren. Nutzen Sie dieses Wissen, bleiben Sie dran – und genießen Sie Ihre neue Energie und Vitalität!

Ich bedanke mich herzlich für diese gemeinsame Reise und für Ihre Aufmerksamkeit, und verbleibe mit den besten Wünschen für Ihre Lebenszeit und für Ihre Gesundheit!

Alles Liebe!

Ihr

Chris Hohlstamm von Dehnen

Weitere Bücher von Chris Hohlstamm von Dehnen

Erhältlich unter: **www.lebensfreudeverlag.de**

Heile deine Ahnen –

Heile dich selbst

Mit mentalen

Techniken alte Energien

transformieren.

24,70 €

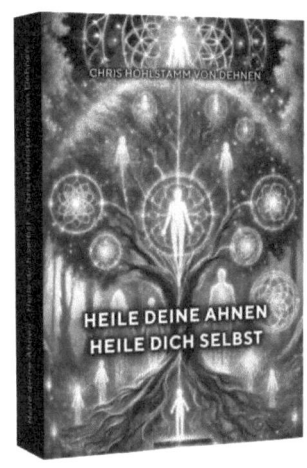

Mitten unter

uns – Engel zum

Anfassen

Entdecke die magische

Welt der Engel –

hautnah und greifbar!

17,70 €

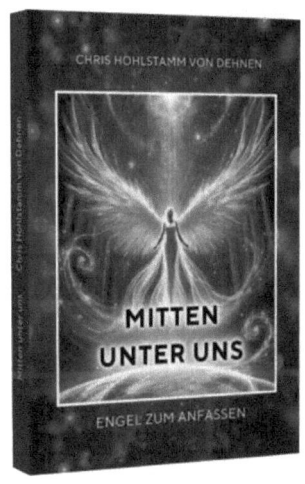

Im Licht deiner Seele

Heilung finden –

Hoffnung leben –

Stärke entfalten

12,70 €

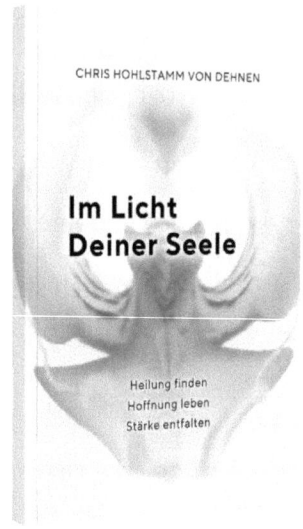

Wenn du nicht aufwachst, stirbst du tot!

Deine Reise zu einem bewussten Leben!

12,70 €

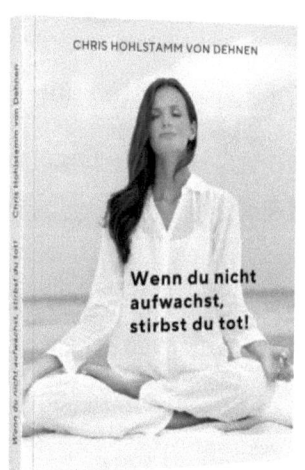

Bodhisattva

Vom gemobbten Pfarrerssohn zum Therapeuten und Menschenfreund

17,70 €

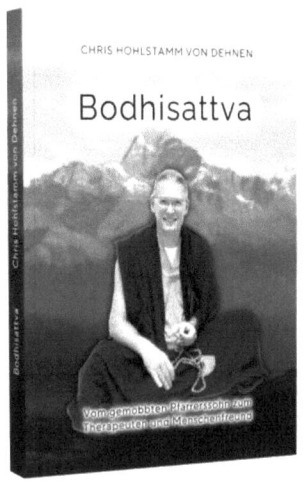

Wie Sie spielend Ihr Traumleben verwirklichen

... und innerlich & äußerlich reich werden!

7,50 €

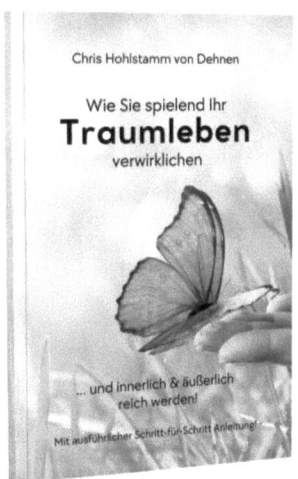

Die Reise ins Licht

Spirituelle Praktiken für

kosmische Energie,

Selbstvertrauen und

Ganzheitliches

Bewusstsein!

8,70 €

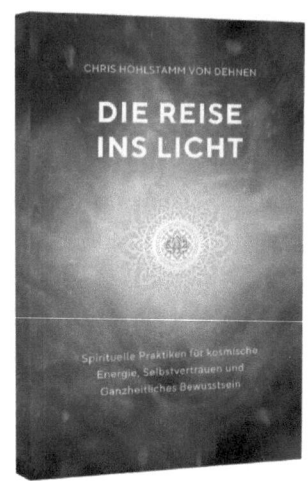

7 Methoden, um

dich von negativen

Energien zu befreien

11,11 €

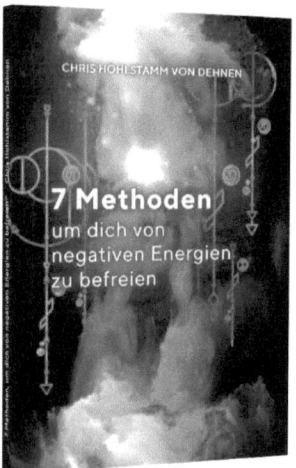

Der Geldfluss-Code

Überwinde limitierende

Glaubenssätze und erlebe

die natürliche Anziehung
von Glück und

Wohlstand!

12,70 €

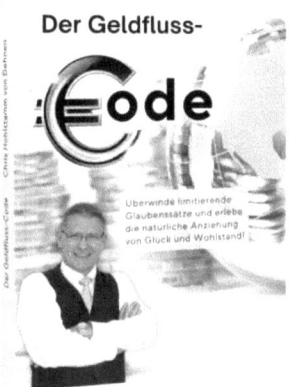

Sie sind ein

Glückspilz

Der Ratgeber für eine

grandios glückliche

Lebenszeit!

14,90 €

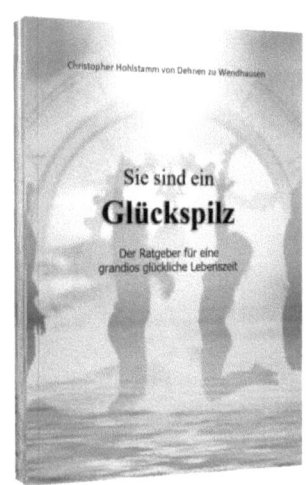

Die 25 goldenen Glücksregeln

… für ein Leben in Wohlstand, Reichtum und Harmonie!

17,90 €

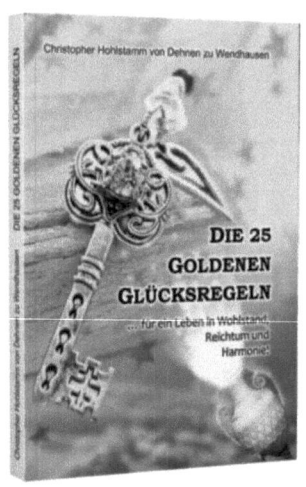

9 Schritte zu Unerschütterlichem Selbstvertrauen

Steigere Dein Selbstbewusstsein, Deine Energy, Kraft und Leistungsfähigkeit, …

14,90 €

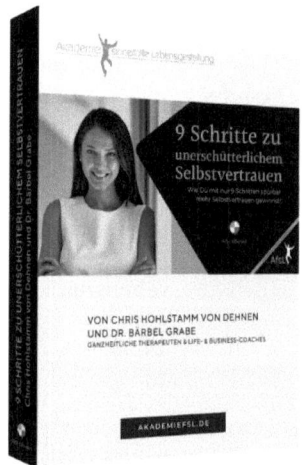

4Erste Hilfe für die Partnerschaft

32 praktische Tipps, wie ihr Konflikte einfach lösen könnt, damit Harmonie und Liebe wieder sicht- und spürbar werden!

12,70 €

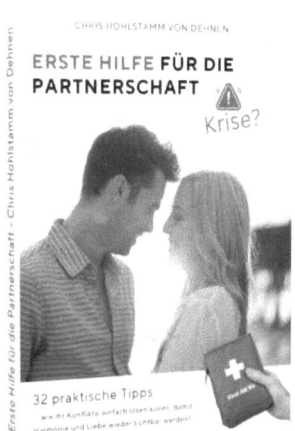

Engel-Kontakt

Haben Sie schon mal einen Engel gesehen?

16,90 €

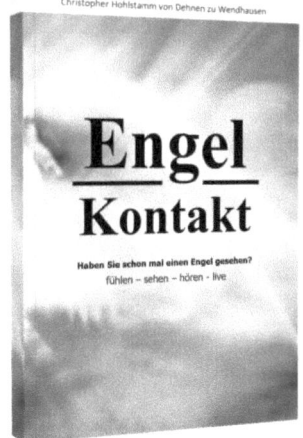

Business meets

Kampfkunst
Erfolgs-Strategien für

Selbstständige,

Führungskräfte

und Unternehmer!

16,90 €

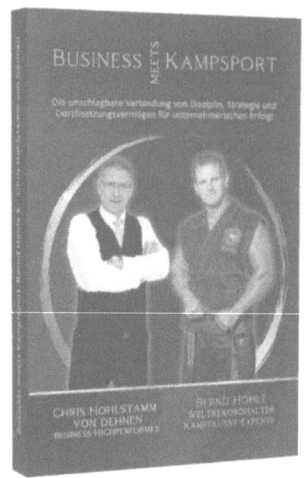

Erfolg ist D/eine

Entscheidung
Erfolg ist kein Zufall!

Er ist das Ergebnis

bewusster

Entscheidungen.

19,70 €

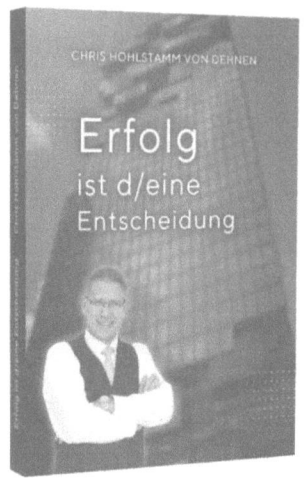